阿賀の記憶、阿賀からの語り

語り部たちの新潟水俣病

関礼子ゼミナール［編］

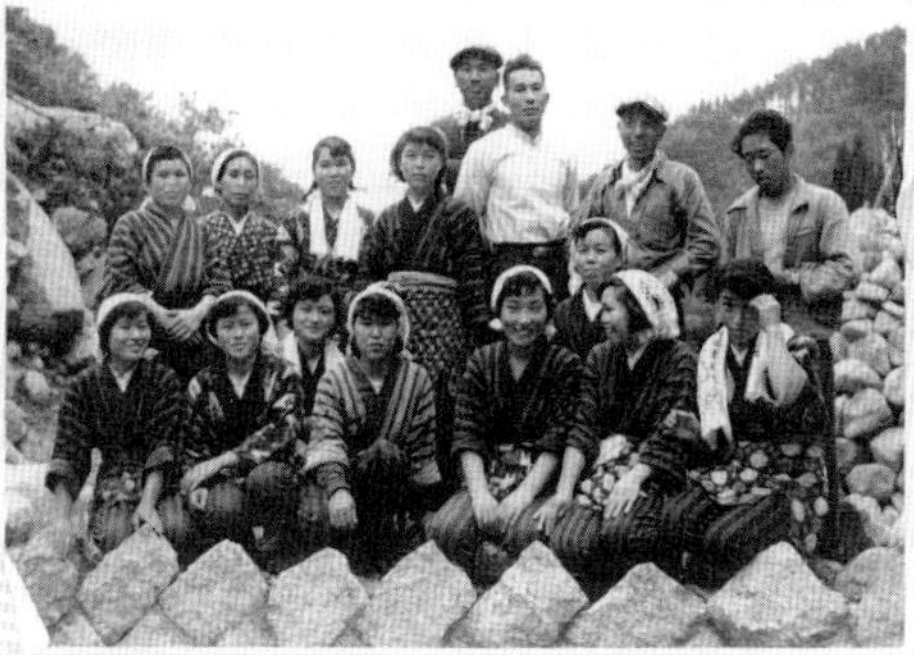

新泉社

はじめに——阿賀の沈黙への語り

私たちは決して神経線維の束ではない。痛みを構成するものとして心と文化が果たしている重要な意義を、回復しなければならない。
（デイヴィド・B・モリス『痛みの文化史』）［モリス 1998: 502］

「新潟県立環境と人間のふれあい館——新潟水俣病資料館」（以下、「ふれあい館」）は、新潟水俣病と水環境とを学ぶ施設である。ここには、新潟水俣病の経験を語って伝える「語り部」がいる。公害学習や人権学習の一環として「ふれあい館」を訪れ、語り部の〝口演〟を聞く小・中学生がいる。また、語り部が「ふれあい館」から高校やセミナー会場に出張して新潟水俣病を語ることも多い。

授業の一環として小・中学生が語り部の話を聞くまでには、二つのステップがある。

第一のステップは、授業で新潟水俣病に取り組むことである。新潟県では、小・中学校で新潟水俣病の学習に取り組んでほしいと、「新潟水俣病教師用指導資料集」や「中学校　道徳学習指導案2」用プレゼンテーション資料を作成し、ウェブサイトで公開している（http://www.pref.niigata.lg.jp/seikatueisei/1270249212822.html）。

第二のステップは、校外学習で「ふれあい館」に足を向けたり、学校や教室に語り部を招いたりすることである。準備をするのにひと手間かかるから、先生方に意欲がないと、ここまで辿りつくのは難しい。

そのうえで、辿りついた先にどんなライブが生まれるかだ。「良い舞台は良い観客がつくる」ように、「良い語りは良い聞き手が生み出す」。語り部をしている新潟水俣病の患者さんたちは、「しっかりと事前学習をしている学校の子どもたちは真剣なまなざしで話を聞いて質問をしてくれる、それがやりがいでもある」と語る。逆に、事前学習ができていないと、子どもたちはどこかうわの空で、質問もないのだという。それでは語り部の患者さんにも、子どもたちにも、先生たちにも残念だ。せっかく話を聞くなら、互いが響き合う空間をつくりたいし、互いが心を通わせる一瞬を感じる時間であってほしい。

だが、語り部の患者さんたちにはそれぞれに異なる背景があり、当然、話の内容も少しずつ異なっている。誰の、どんな話を聞くかで、事前学習の工夫も、少しずつ変わってくるに違いない。本書は、小・中学生を指導する先生たちが事前学習の参考に用いることができ、また高校生や広く一般の方にお読みいただける「読み物」を企図して編んだ聞き書き集である。

＊

本書は、ふたつの沈黙と語りに着目している。ひとつは被害者の沈黙、もうひとつは阿賀野《あがの》川《がわ》の沈黙への語りである。

沈黙の時間を経て、新たに浮かび上がってくる被害の声がある。「黙するに時があり、語るに時があり」とは聖書の一節であるが、語られなかったことが語られるには、時が熟さねばならない。どの時点で時が熟すかはわからない。その時を待たずに、黙して一生を終えた人もいただろう。それぞれの時を迎えた被害者たちの語りは、見えていなかった被害の相貌を描き加える。

水俣病は繰り返し問題になってきた。四大公害訴訟の時代、裁判に勝訴し補償協定が締結された。水俣病に認定されれば補償協定で被害が補償されるはずだった。だが、水俣病の認定基準が厳格になり、認定申請しても棄却される未認定患者問題が生まれた。取り残された被害は法廷で争われたが、一九九五年に「政治解決」を迎えた。だが、唯一、政治解決を拒んだ関西訴訟の最高裁判決で、国の責任が確定した。新たに認定申請を求める被害者が増加し、新たな裁判も提訴された。こうした状況に、水俣病救済特別措置法による救済措置がとられた。だが、この救済措置は恒久策ではなかったので、受付に間に合わなかった被害者らが新たな裁判を提訴した。

「だが」で繋がれてきたのが水俣病史である。解決されたと思えば、また問題が生じる。水俣病は語られたがっている。水俣病とは何であるのか、なぜ被害者を長く沈黙させてきたのか。被害者は何を恐れ、何に苦しみ、何に目を背けて沈黙してきたのか。なぜ語り始め、なぜ語り続けるのか。語る時をむかえた語り部たちの言葉を聴きたい。

*

もうひとつの沈黙は、阿賀野川の豊穣の風景にある。戦前・戦後生まれの被害者は口をそろえて、「三寸流れれば清の川」と言う。阿賀野川の水は、ほんの一〇センチも流れればもう清かった。

明治日本を旅した英国人女性イザベラ・バードは、阿賀野川を「廃墟のないライン川（the Rhine without its ruins）」と記した［バード 1973: 127］。水上を行き交う船のひとつに乗って下った阿賀野川では、川岸で馬を洗う人がおり、裸の子どもたちが転げまわるのが見える。人の声、さまざまな仕事をしている音が聞こえる。うっとりするような阿賀野川に、バードは生活の風景をみた。

流域に住むある人が、戦後、自分が子どもだった頃の阿賀野川は、東海道五十三次を描いた「安藤（歌川）広重の浮世絵」のように美しかったと語ってくれたことがある。これもまた、風景のなかから人びとの息づかいが聞こえてくるような比喩である。

幸せな時代の阿賀野川を、本書の語り部は「命の川」と表現している。イザベラ・バードが見て、感じた、阿賀野川に用のある生活は、新潟水俣病の衝撃がはしるまで続いていた。阿賀野川はみずみずしい思い出にあふれていた。たとえば、春にフキノトウ、ツクシ、ヨモギやノイチゴを摘み、夏の暑い日に泳ぎ、夕暮れまで堤防の上で遊んだ子ども時代。堤防脇で馬草刈りの手伝いをし、魚釣りに興じた。子どもたちを視線の端におきながら、大人たちは飲用水として阿賀の流れを汲み、四季折々の獲物をねらって漁をし、川向こうの畑や中州の畑に舟で通った。川湊には大小の舟が係留されていた。その風景は、「思えば、老いも若きも、男も女も、みんな幸せな時代」であったと回想された［関 2005: 39］。

語り部たちは、幸せな時代の阿賀野川の豊穣を語る。反転して、賑わいが消えた彼方の沈黙に新潟水俣病を位置づけるのである。

＊

私が私について沈黙するとき、私は私をとりまいている世界のなかに私を位置づけている。私をとりまいているはずの世界は変化しているかもしれないし、私は私自身がつくりあげた世界にとらわれているだけかもしれない。しかし、その世界は、私にとっては絶対であった。私が私の沈黙を解き放ったとき、雲の隙間から、私に触れる陽はさし込むだろうか。答えはいつも他者に委ねられている。

編者代表　関　礼子

阿賀の記憶、阿賀からの語り——語り部たちの新潟水俣病　目次

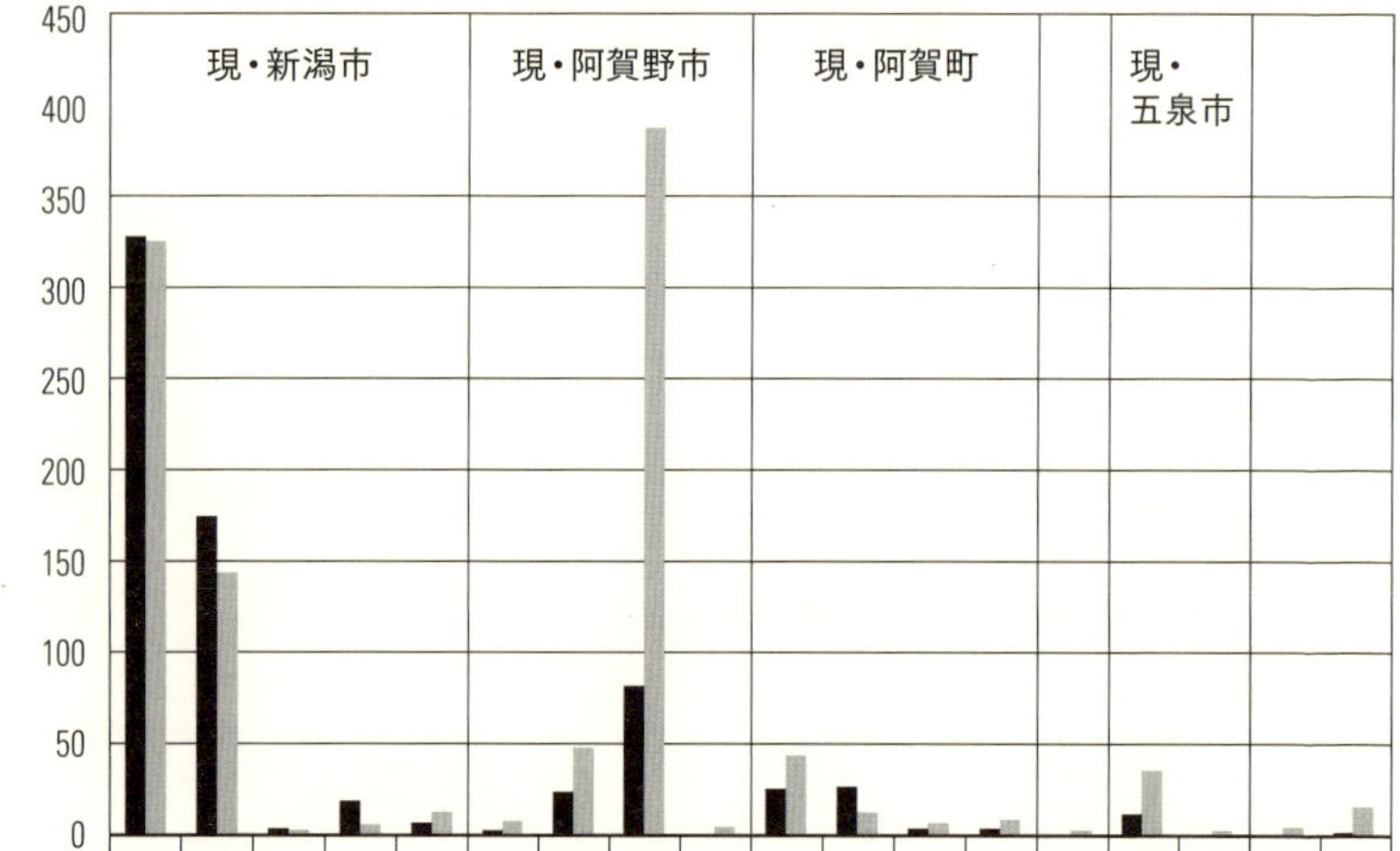

	新潟市	豊栄市	亀田町	横越町	新津市	京ケ瀬村	水原町	安田町	笹神村	三川村	津川町	上川村	鹿瀬町	新発田市	五泉市	村松町	その他県内	県外
認定患者	328	174	3	18	6	2	23	81	0	25	26	3	3	0	11	0	0	1
水俣病院総合対策医療事業対象者	325	143	2	5	12	7	47	387	4	43	12	6	8	2	35	2	4	15

■ 水俣病院総合対策医療事業対象者
■ 認定患者

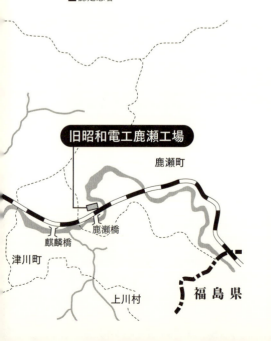

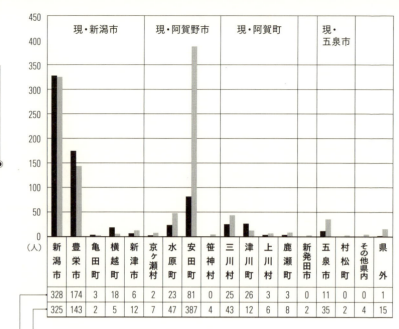

＊1　阿賀野川流域の市町村合併年は，阿賀野市が2004年，阿賀町と新潟市が2005年，五泉市が2006年である．
＊2　認定患者数は2015年12月末現在，水俣病総合対策医療事業対象者は2010年4月末現在のデータを使用．いずれも申請時の住所で分類．
＊3　被害者の数には，水俣病救済特別措置法（受付期間 2010年5月1日～2012年7月31日）に基づき新たに給付申請中の人数は含まれていない．

出所：新潟水俣病共闘会議編［1990］所収地図，新潟県福祉保健部生活衛生課編［2016］掲載データをもとに作成．

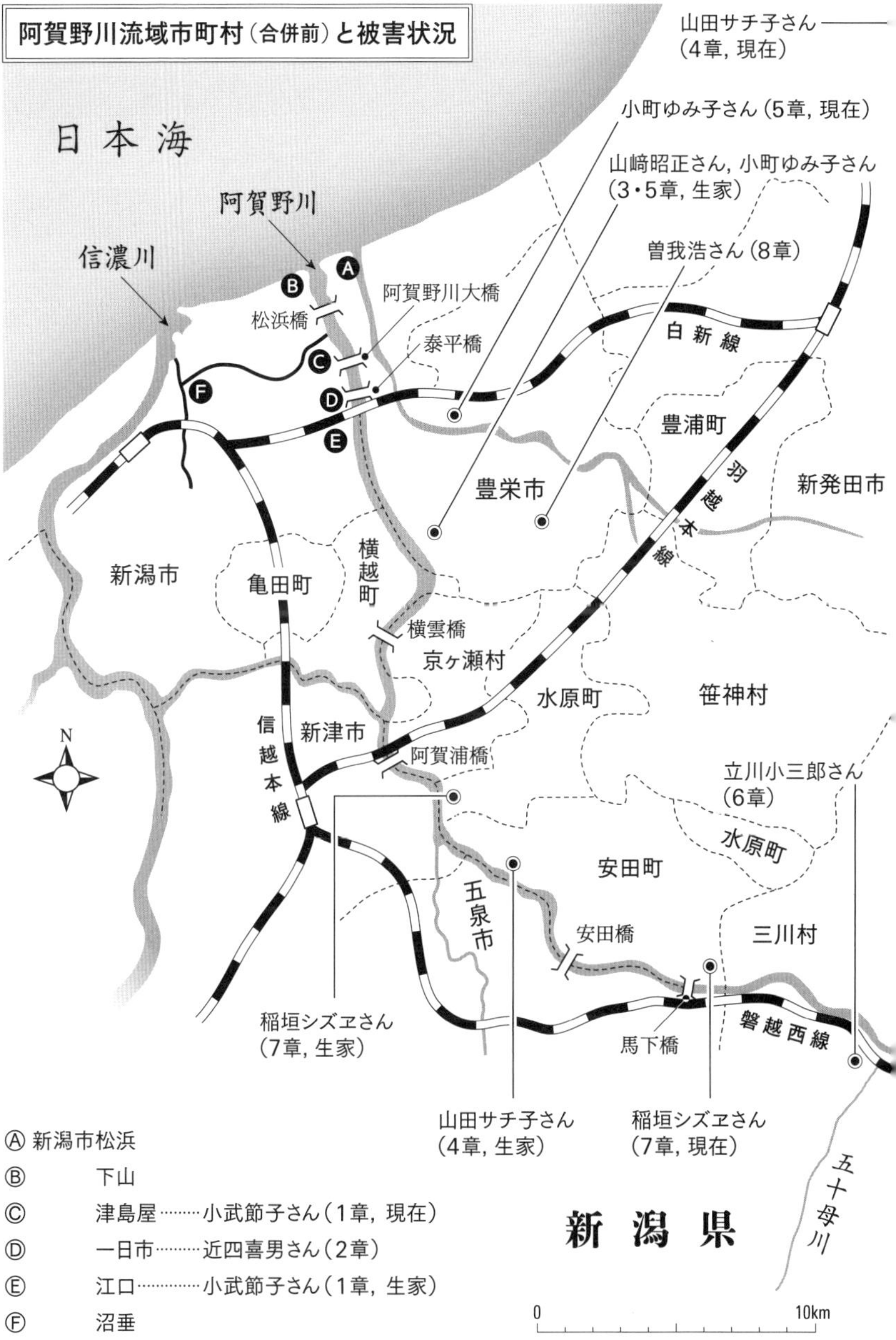

阿賀野川流域市町村(合併前)と被害状況
日本海
阿賀野川
信濃川
松浜橋
阿賀野川大橋
泰平橋
山田サチ子さん
(4章, 現在)
小町ゆみ子さん(5章, 現在)
山﨑昭正さん, 小町ゆみ子さん
(3・5章, 生家)
曽我浩さん(8章)
白新線
豊浦町
羽越本線
新発田市
豊栄市
新潟市
亀田町
横越町
横雲橋
京ヶ瀬村
水原町
笹神村
信越本線
新津市
阿賀浦橋
立川小三郎さん
(6章)
水原町
安田町
五泉市
安田橋
三川村
稲垣シズヱさん
(7章, 生家)
馬下橋
磐越西線
山田サチ子さん
(4章, 生家)
稲垣シズヱさん
(7章, 現在)
五十母川
新潟県
0
10km
Ⓐ 新潟市松浜
Ⓑ 下山
Ⓒ 津島屋……小武節子さん(1章, 現在)
Ⓓ 一日市……近四喜男さん(2章)
Ⓔ 江口……小武節子さん(1章, 生家)
Ⓕ 沼垂

［協力］
新潟県立環境と人間のふれあい館
新潟水俣病共闘会議
新潟水俣病阿賀野患者会
新潟水俣病被害者の会

［写真提供］
旗野秀人氏……カバー裏、二四三頁
Y・G氏………本扉
新潟県立環境と人間のふれあい館
…………各章扉（語り部さんの写真）
（右記以外の写真は新泉社編集部撮影）

［装幀・扉デザイン］
藤田美咲

1

人から受けた恩は石に刻んでおけ、人に尽くしたことは水に流せ

語り部・小武節子《こたけせつこ》さん

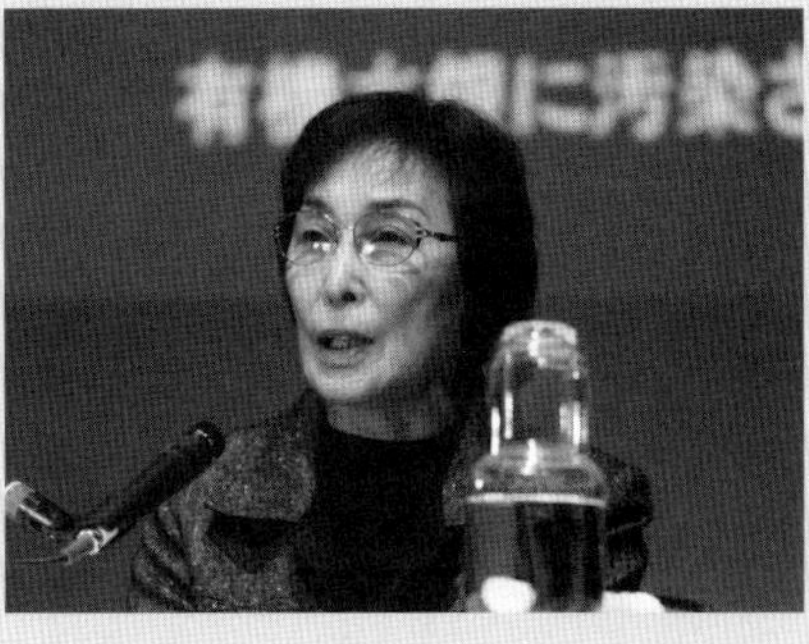

❖小武節子さん［こたけ・せつこ］

一九三六年（昭和一一）年、阿賀野川下流域の旧大江山村《おおえやまむら》江口（現・新潟市江南区）に子ども四人の長女として生まれる。一九四五（昭和二〇）年に父がフィリピンで戦死。その後は母と二人で妹弟を養うために農業や護岸工事などで働き、和裁で家計を助ける。大江山村が新潟市に合併された一九五七（昭和三二）年に結婚。その後は夫が生まれ育った新潟市津島屋《つしまや》で暮らす。夫の親戚には漁師が多く、よく川魚をもらって食べるようになった。一九六六（昭和四一）年頃から水俣病の症状が出始める。

一九八二（昭和五七）年に新潟水俣病被害者の会が結成されると、小武さんも被害者の会に加わり、新潟水俣病第二次訴訟に原告として参加した。夫の協力を得ながら活動を続け、二〇〇八年には新潟水俣病被害者の会の会長に就任した。

◈口々の生活には阿賀野川が欠かせなかった

◉——戦争で父を奪われて

私は一九三六(昭和一一)年に生まれました。阿賀野川のほとり、江口《えぐち》という集落です。うちは農業で、漁師ではありません。一町歩ほどの田畑を耕していました。用水とか阿賀野川とかに父親の魚釣りについて行ったこともありますが、記憶は本当に薄いですね。父親は戦争に行き、私が八歳のときにフィリピンで戦死しています。母とおばあさん、私と弟と妹、五人が残されました。

それからは女所帯で、うちの母はすごく苦労したんですよ。父が早く死んで、近所《あたり》とか親戚のお世話にいっぱいなったんですよ。母の実家の方が、私が中学を出るまでという条件で、二反くらい手伝って田んぼをつくってくれたんです。だから、うちの母は、「人から受けた恩は石に刻んでおけ」と。でも、「自分が人に尽くしたことは水に流せ」って。

この言葉を私は目標にしています。小さい頃から、人の助けでここまできたわけですよ。水俣病問題も支援してくれる人がいないと、解決するわけないじゃないですか。だから人間なんて一人じゃ生きていけない。大勢の力でここまで来ているんだから。

うちの母もね、小柄だったけれど、結構、男勝《おとこまさ》りでした。いまになると、立派だったと思います。うちの母も苦労人でね、自分の母親を早くに亡くしているんですよ。三人子どもがいて、うちの母は長女なんですよ。

そしてね、後妻がやはり男の子を連れて家に入ったんです。そのあと、二人の子どももできました。母は子どものときに優秀だったから、再三、学校の先生が「産婆さんにするか、看護師さんにするか、医療のほうに進めなさい」と家に来たんですと。でも、後妻からしたら、先妻の子どもにお金をかけたくないわけですよ。それで、うちの母はすごく惨めだったんだわ。それで結婚したらしたで、四〇代で父親が戦争に行って、死に別れて。だから、苦労性なんですよ。

父がいないもんだから、私も母親を助けるために、中学を卒業すると護岸工事に出ました。一輪車で粗朶沈床《そだちんしょう》（*1）に入れる石を運んだり、柴を集めたり。負けず嫌いなほうでね、ちょっと気が強いところもあったから、他人が一つ柴束かついだら、私は倍の柴束かつぐくらいの気持ちでね。

男勝りで農作業もしましたよ。行商で野菜を売りに行ったりもしました。前の日にリヤカーに野菜を積んで、夜中の二時頃に自転車にリヤカーをつけて、（信濃川河口近くの）沼垂《ぬったり》の八百屋に持っていくんですよ。着くのが明け方の四時頃かな。二時間かかりましたよ。荷物を下ろしたら、八百屋さんが野菜に値段をつけてくれる。お金をもらって帰ってきたら八時くらい。そうしたら、親にお金を渡してね。

ほんに苦しい、どん底生活でした。主人と結婚するまで、そうやって働きました。

◉——何をするにも阿賀野川だった

小さい頃は、本当に江口には砂浜がいっぱいありました。学校から帰ってくるとパンツ一枚になって……、私は戦争のときの子どもです。あの当時は、食べ物もなかったし、着る物もなかったし、本当にね、ゴムの入ったパンツ一枚で阿賀野川で泳いだり、メダカとか、ちっちゃい魚がいるのをつかまえたりして遊びました。イトヨ（＊2）なんかもつかまえて、時期が早いう

＊1　**粗朶沈床**［そだちんしょう］……明治時代にオランダから伝わった治水技術。ナラやカシ、カエデなど雑木の枝を束ねて格子状に組み、杭にとめてマット状にしたものを川に沈め、その上に石を置いて重しをする［日経コンストラクション編集部 2000: 81］。粗朶沈床は、伝統的な治水工法と呼ばれ、コンクリートなどを用いた近代的な治水工法と対比される。里山保全につながる、あるいは生態系を豊かにする多自然型工法であると注目され、技術継承・技術利用も行われるようになっている。

＊2　**イトヨ**……糸魚。越後地方の特産といわれ、焼いて醤油をつけて食べる［本山 1958: 36］。トゲウオ目トゲウオ科で、背びれにトゲがある。体長は七、八センチほど。春食材として食べられてきたが、生息環境の悪化から個体数が少なくなった。

ちは、唐揚げにして食べました。背中に針があって、時期が遅くなると針が硬くなるんですが、早い時期なら柔かい。

今度、冬になると、堤防から木でつくったソリに三、四人で乗ってすべって。ソリは、うちにお父さんがいる人たちが作ってもらってね。うちは、ほら、父親がいなかったから、ソリを持っている人が持ってきて、一緒に乗って堤防をすべって。あのスリルっていうか、そういうのがたまらなくて。

私らが子どもの頃、江口のほうは、すごく砂浜が広かったんですよ。私が一八歳か一九歳でムラの青年会に入ったときくらいには、青年会の男性なんか、対岸の高森のほうまで泳いで行かれるほど、広い中州があったんです。これがいまは全然なくなりましたもん。もう川の様相が変わってしまった。

お父さん（夫）に出会ったのは一九五四（昭和二九）年。青年会で会いました。結婚したのは一九五七（昭和三二）年、二二歳のときです。結婚してから、江口から阿賀野川を下って三つ目の津島屋《つしまや》（＊3）で暮らし始めました。主人が津島屋でしたから、結婚して分家したんです。分家に出たときは、よそのお家の小屋を借りていたんですよ。ちっちゃい、物置小屋みたいなところね。そこにね、三年くらいいて、それから、ちっちゃい家でも自分のお家がいいって、家を建てたんですよ。

それまではずっと阿賀野川の水を使っていました。借りていた小屋のとこにはポンプ式井戸があったんです。井戸は少し位置がずれただけで水質が違って、カナケ(＊4)があって、砂でこして飲むような井戸もあったんですが、そこはいい水が出る井戸でしたね。でも、その頃は、よそのポンプを使うのは気が引けて、なおさら阿賀野川に行きましたね。

バケツで水を汲んで、持ち手に棒を通して、天秤にして家まで運んでカメに蓋《ふた》をして入れておくんです。それをヒシャクですくって飲みました。

昔はみんな木の舟。モーターなんかついていなくて、手漕ぎの舟です。そういう舟が阿賀野川にとめてあって、そういう舟の舳先《へさき》に行って、米をといだり、洗濯したり。私の子ども三人、いまみたいに紙おむつなんてないから、浴衣の悪いのを輪にして縫って、そういうのをみんな川で洗濯していました。米をとぐのも何をするのも、いつも同じ場所でしたね。

米をといでいるときに、川上のほうでね、おむつを洗っている人もいたと思うんですけど、全然気になりませんでしたね。広い阿賀野川でしたから、三寸流れれば清の川。一寸は約三センチ。一〇センチも流れればもう水は清いってね。

＊3 **津島屋**〔つしまや〕……阿賀野川の下流に位置し、新潟市内のほかの地区と比べて認定患者数、第二次訴訟原告者数が飛びぬけて多い、被害の地域集積性が高い地区である［関 2003: 140］。

＊4 **カナケ**〔金気／鉄気〕……水中に溶けて含まれている鉄分。また、その臭いや味。

おむつなんか洗うと、魚がいっぱい寄ってくる。つかまえられるほど。魚が食べに来るんですよ。それでも私は気持ち悪いなんて思いませんでしたね。公害なんてなかったから。

◈水俣病の認定申請を決意した

◉――水俣病になったらと思うと恐ろしかった

ずっと阿賀野川の近くに住んでいましたので、もう阿賀野川の魚は食べないことがないくらいでしたが、結婚して津島屋に移ってからは、以前よりも川魚を食べるようになりました。津島屋は漁師が多いですし、主人の母方の家が漁師の網元(＊5)でした。秋になると、阿賀野川の中州に鮭番屋《さけばんや》(＊6)をつくりました。四、五人、人を使ってね。「よっさ、よっさ」、「えーいやこら、えーいやこら」なんて、みんなで掛け声をかけて網を引いていました。

それに、私は江口から嫁に来たんですけども、主人はもともと生まれ育ちが津島屋ですから、同級生がたくさんいます。その方たちもほとんどが漁師で、私は食べきれないほど魚をもらいましたね。

一九五九(昭和三四)年、阿賀野川の上流で昭和電工のカーバイド残渣《ざんさ》捨て場が決壊して(＊7)、阿賀野川の魚がたくさん浮きました。この年、長男が生まれました。それから、新潟地震のあった一九六四（昭和三九）年には、双子の女の子を出産しました。

子どもが生まれてからは、川魚を食べると母乳の出がよくなると言って、毎日のように、それこそ二人前も川魚を食べました。そのときも、栄養つけるために、家族の勧めもあって……、母乳がすっごくよく出るんです、川魚を食べるとね。近くにちょっとね、夫婦ゲンカしたんだか、子どもを置いて奥さんがちょこっといなくなった。そのときもね、私のお乳をね、その子どもにもやったんですよ。そんな記憶がありますね。それほどね、私、母乳がよく出たんです。ボラは、大根とか、ネギとかいろいろ入れて、味噌汁にしたり。ボラは味噌汁が一番、好きでしたね。母乳もよく出たし。フナ、スズキ、ニゴイとかは、ひとくち大に切って焼いて、甘じょっぱい醤油だれで焼き漬けにするんですよ。佃煮に、あまじょっぱく煮つけて。あの頃は

＊5　**網元**［あみもと］……網や舟を持つ漁業経営者。人を雇って漁をする漁家のこと。

＊6　**鮭番屋**［さけばんや］……アンジャ小屋ともいう。サケ、マスの漁期に河川敷などに建てた小屋。

＊7　**カーバイド残渣の阿賀野川流出**……一九五九（昭和三四）年一月二日、昭和電工鹿瀬《かのせ》工場裏手のカーバイド残渣捨て場が決壊し、阿賀野川に流失した事件。河口まで多量の魚が死滅した。石灰石を原料として生産されるカーバイドに高温で窒素を吸収化合させ、同社の主力製品であった石灰窒素肥料を製造する。また、この一九五九年は、水銀を触媒にして製造されるアセトアルデヒド（＊3章－16）を昭和電工が増産していく年でもあった。

魚焼き器もなくて、それこそ川に流れてきた流木で風呂を沸かし、そのあとの消し炭を七輪に入れて、網で魚を焼くんです。

でもね、刺身にすると川魚は独特のクセがあるんですよね。刺身はたまには食べましたけどね、あんまり好んで食べなかった。

サケやマスはごちそうでしたね。あの頃、サケなんてあんまり食べられなかった。漁師さんもサケとかマスとかは、みんな売るんです。だから私らの口に入るのは川魚。

囲炉裏で焼き干しにしたり、干物をつくったり。庭に池を掘って魚を泳がせておいたり、冬は雪の中に入れて保存したり、年中、食べていました。

川魚の行商も来ました。下山《したやま》に住んでいる南宇助《うすけ》さん（＊8）のおばあちゃんが、行商でカゴをしょって、川魚を売りに来ましたね。そこのおじいちゃんは劇症型の水俣病患者（＊9）で、本当に苦しんで、苦しんで、亡くなった人です。あんまり暴れるので、ベッドに縛りつけておいたって聞きました。そこのおばあちゃんがいつも私らのところに川魚を売りに来ましたね。また小柄の、かわいいおばあちゃんで、私も気がいいもんで、来るといつも川魚を買っていました。

一九六五（昭和四〇）年、新潟水俣病が発生（公式発表）してからは、川魚は一切、食べていません。津島屋では患者さんがいっぱい出ましたから。私らもたくさん阿賀野川の魚を食べてきましたので、もしかしたらそうではないかと、心配でした。

うちの主人が犬好きで、ずっと犬を飼っていたんですが、新潟水俣病が公表された後、一九六六（昭和四一）年から一年余りのあいだに、三匹の飼い犬が次々に死にました。それこそ、家に魚があっても、南さんのおばあちゃんが行商に来たらかならず買って、残った魚は犬にあげていたので、それが原因かと思いました。

その頃、私も手の感覚がなく、足もビリビリして感覚がなくなって、もしかしたら水俣病ではないかと不安でした。でも、恐ろしくて。「水俣病になったら結婚できない」、「就職できない」と言うし、水俣病の検査は逃げていました。

＊8　**南宇助**［みなみ・うすけ］……一九〇二（明治三五）年生まれ。農業兼漁業。「雨が降ろうが槍が降ろうが毎日阿賀の川に船を出して漁に出てい」た（新潟水俣病第二次訴訟陳述書、原告番号一九番）。劇症型の水俣病患者。一九六四（昭和三九）年、水俣病を発病して二か月で亡くなった（当時六三歳）。新潟水俣病の最初の犠牲者だった［五十嵐 1971: 20–21］。南宇助さんが魚をとり、とった魚を妻（おばあちゃん）が行商していた。小武さんの夫も、「おばあちゃん」が来るとかならず、少量であっても義理買いした（新潟水俣病第二次訴訟、二〇〇〇年三月一三日、第五二回口頭弁論、本人調書）。

＊9　**劇症型水俣病**……徳臣［1966］は水俣病を四つの型に分類、その一つが急性劇症型である。症状が激烈で、痙攣や発作を起こしてもがき苦しみ、短期間のうちに死亡するような症例をいう。水俣病が確認された初期に多くみられた。

です。

◉——「日本一の主人」を変えてしまった水俣病

私は健康な体で生んでもらって、親にも感謝していました。それが、一九六七（昭和四二）年か一九六八（昭和四三）年頃になって、体が苦しくなってきました。まだ三〇代終わりの頃です。

主人も一緒だったんですけど、手足のしびれが一番最初に来ました。朝起きると手がしびれて、こわばって手を握れないんですね。時間が経つとだんだん和らいできますけど。しびれと同時に手が変形してきました。

その頃、主人も体がしびれるとか頭痛がするとか言って、仕事を休みがちになりました。弁当を詰めて会社に送り出しても、「休んでますけど、奥さんわかりますか」と、会社から電話が来たことも何回もありました。主人は「眠れない」と言って夜は酒を飲んでですね、水俣病の症状が出てからは睡眠剤を飲んでいたのが効かなくなって、かわりに酒をひどく飲むようになったんです。もともと酒に強い人じゃなかったですね。飲むとすぐに寝たり、悪酔いしたり。それでも飲むときは飲むんですよ。酒を飲んだら翌日の仕事に差し支えるからと言うと、今度は暴力がでたり。

うちの主人はね、とにかく酒を飲まないと無口で、子煩悩《こぼんのう》だし、人情味はあるし、すごくいい、日本一の主人だったの。日本一の主人なんだけど、酒を飲むと人が変わるというか。酒を飲むと常に我慢していることを吐き出すというか。そういう主人だったんですよ。

下の子が三、四歳になったから保育園にやって、私も一九六九（昭和四四）年から木工所に働きに出ましたが、主人は仕事で私の帰りが遅いときに、子どもがお腹を空かせていれば何か作ってくれるの。私がいない場合は自分でしなくちゃいけないでしょ、子どもに食べさせたり。それでスーパーなんかで一緒に買い物すると、お惣菜とか見て、「これどうやって作るんだろう」って、一生懸命に研究していて。そんなことがありましたね。

酒さえ飲まなければ日本一の主人なのに、私が仕事から戻ると酒を飲んでもう酔っぱらっている。飲みすぎて苦しんで、注意すると暴力が出てくる。怒りを感じることもありましたよ。ほんに辛くて、何度、身を投げようと思ったことか。何度も思い詰めて、阿賀野川の岸に立ったんですよ。そうすると、子どもたちの顔が浮かんできて、ようやっと最後の一歩を踏み出さずにいたんです。

◉――裏門から大学病院に入る

新潟水俣病第一次訴訟（＊10）の後で、原告の方たちは昭和電工と交渉して一時金をもらったんですね、補償協定（＊11）を結んで。そしたら、金をもらえばテレビを入れ替えたり、家を建て替えたり、やっぱり人間はそういうところから直しますよね。そうすると、水俣病でテレビの良いのを買ったとか、噂がすごかったんですね。それと、水保病になると、「そこの家からは嫁をもらうな」とか、「いくら子どもが頭良くて勉強してもいいところには就職できないぞ」と。身内はみんな漁師なもんで、早くに認定（水俣病認定患者）になったんですね。でも、私は勇気がなかったんです。自分のこととか子どものことを考えたときに、「私は水俣病だ」ということが言えなかったです。金欲しさに水俣病になるっていう、まわりの人たちの目がそうだったもんだから、私はずっと我慢していました。

けれども、同じ職場にいた女性が水俣病に認定されたと知って、病院に行こうと決意しました。近くの病院で、「水俣病っていう病気が出ているけど、その症状に似てるから、専門の医者のところに行きなさい」と沼垂《ぬったり》診療所（＊12）を紹介され、今は木戸病院（＊13）の院長先生になっ

＊10　**新潟水俣病第一次訴訟**……一九六七（昭和四二）年六月一二日、第一陣の患者三家族一三人が昭和電工株式会社を相手取り、損害賠償を求めて新潟地裁に提訴。原告は最終的に第八陣まで三四家族七七人。四大公害の嚆矢となる初の本格的な公害裁判で、続く四日市公害訴訟（一九六七年九月一日～一九七二年七月二四日）、イタイイタイ病訴訟（一九六八年三月九日～一九七一年六月三〇日）、熊本水俣病訴訟（一九六九年六月一四日～一九七三年三月二〇日）の提訴に影響を与えた。一九七一（昭和四六）年九月二九日に原告勝訴。企業は住民に被害が及ぶ場合は創業の短縮や停止を含む高度の注意義務があること、公害事件では被害者の立証責任は軽減されるという画期的な判決だった。

＊11 **補償協定**……「新潟水俣病問題に関する協定書」による協定。一九七三（昭和四八）年六月二一日、原告ら認定患者の会である「新潟水俣病被災者の会」（＊2章－6）と支援者らの「新潟水俣病共闘会議」（＊3章－8）が、昭和電工との間で締結。死亡者と重傷者に一五〇〇万円、その他の認定患者に一〇〇〇万円（死亡または重症になった段階で差額の五〇〇万円を支払う）、生存患者に対して継続補償金として物価スライドによる年金の支払いなど。水俣病に認定されると補償協定が適用され、一律賠償される仕組みになっている。

新潟水俣病第一次訴訟判決後の補償協定締結は、公害反対の世論と環境行政の積極的推進の潮流のなかに位置づけられる。一九七一年の環境庁事務次官通知では、「公害に係る健康被害の救済に関する特別措置法」（救済法）の趣旨にのっとり、有機水銀に汚染された魚を多食し、水俣病に特有の症状のいずれかを有し、その症状が他の原因でない場合は水俣病と認定する方向が示された（いわゆる「疑わしきは認定」）。患者の迅速な救済を第一義的に考える環境政策の推進を背景とし、補償協定は、裁判原告以外の患者救済のために、水俣病と認定されれば補償協定が適用され、速やかに補償される枠組みを形成した。

＊12 **沼垂診療所**［ぬったりしんりょうじょ］……正式名称は、社会医療法人新潟勤労者医療協会沼垂診療所。新潟民医連（新潟県民主医療機関連合会）に所属。一九六四（昭和三九）年の新潟地震で診療所スタッフが被災地域の診療にあたった際、阿賀野川下流地域で神経障害患者が発生し、新潟大学附属病院に入院していることを察知。当時所長の斎藤恒医師らは症状が水俣病に類似していることに気づき、調査を始めたことが、一九六五（昭和四〇）年の比較的早期に新潟水俣病が公式発表されることにつながった［斎藤 1996: 16–17; 宇井 2014: 110］。以後、長年にわたり水俣病の診療や潜在患者発掘に尽力しており、現在も「新潟水俣病阿賀野患者会」（＊2章－10）および「ノーモア・ミナマタ新潟全被害者救済訴訟」（＊21）の新潟水俣病患者を支援する中核医療機関である。

た斎藤恒《ひさし》先生(＊14)に、そこでやっぱり水俣病だと診断され、新潟大学で精密検査を受けることになりました。

その頃はね、医者に行くにも「水俣病だ」って言うと、「金欲しさのニセ患者だ」と、「金が欲しくて水俣病のふりをしているんだ」と言われるもんだから、みんなよその家の陰に隠れてバスを待ったもんです。それで病院に行くと、「あれ、あんたも来てたんだね」というくらい、みんな隠れてました。水俣病はいいイメージじゃなかったものですから。

大学病院に行くと、「ああ、水俣病の検査やるなら裏門からまわれ」って、水俣病検査の人は正門から入れませんでした。それほど水俣病って「金欲しさのニセ患者」というね、そういう目で見られていたんだと思いました。目の検査、耳の検査、神経内科の検査、検査がいろいろあるんですよね。そういう検査で、「これが本当に見えないのか」、「本当に聞こえないのか」なんて言われて。

ようやっと検査が終わって認定審査にかけられるんですが、私が認定申請をしたときには、認定基準が厳しく(＊15)なっていました。水俣病じゃありませんと棄却の封筒が一通来るだけなんですよ。それでおしまいなんですよ。

行政不服審査請求(＊16)をした人もいましたが、「水俣病じゃなくて何の病気なんですか」と聞くと、「水俣病じゃないから喜べばいい」って言われて、女の人なんか、「もう悔しくて、泣き泣き帰ってきた」なんていう話も聞いています。

＊13　木戸病院……正式名称は、新潟医療生活協同組合木戸病院。一九七六（昭和五一）年に新潟市で開院。新潟水俣病発生以来、沼垂診療所で患者を診察してきた斎藤恒医師がここに勤務し、水俣病の診断を行ってきた。

＊14　斎藤恒［さいとう・ひさし］……一九三〇（昭和五）年生まれ。木戸病院名誉院長。新潟水俣病公式発表直後の一九六五（昭和四〇）年八月に結成された「新潟県民主団体水俣病対策会議」（民水対）の初代議長。医師の立場から、長年にわたり水俣病患者を支える活動を続けてきた。

＊15　認定基準の厳格化……「公害に係る健康被害の救済に関する特別措置法」（救済法、一九六九年）に代わり「公害健康被害の補償等に関する法律」（公健法、一九七三年）が制定され、公健法で水俣病と認定されると補償協定（＊11）が適用されることになったが、一方で公害巻き返しの動きが進む。一九七三（昭和四八）年に潮目がかわり、有明海の第三水俣病が否定される一九七四（昭和四九）年には認定申請を棄却される患者が急増。一九七二（昭和四七）年には三八五件申請で認定申請棄却件数は七件（二％）にすぎなかったが、七三年には五一八件申請で四三件（八％）、七四年には二四三件申請で一四五件（六〇％）、七五年には二一五件申請で二〇七件（九六％）、七六年には二〇八件申請で二〇七件（九九・五％）と棄却件数が激増した。さらに、一九七七（昭和五二）年の環境庁環境保健部長通知「後天性水俣病の判断条件について」で認定基準が厳格化されると、遅れがちだった認定審査が一気に進んで棄却件数が申請件数を上まわり、その後は申請件数が激減するようになった。椿忠雄の項（＊2章−4）ならびに未認定患者の項（＊2章−8）も参照。

◈厳しい差別と偏見、しかし立ち向かう

それから、一九八二（昭和五七）年、新潟水俣病被害者の会（＊17）がつくられ、新潟水俣病第二次訴訟（＊18）に加わりました。会の立ち上げのときに、私は会長の五十嵐幸栄《こうえい》さん（＊19）に「裁判をしませんか」と声をかけられて、誘われたんですよ。とても人望ある人で、ムラの役員だったか区長さんだったかをしていました。五十嵐さんの声かけもあって、津島屋からは四二人、原告が出ています。もう大半は亡くなったり、動けなくなったりですけれどね。

裁判になって最初の頃は、目立たないようにしていました。やはり、差別とか偏見とかありましたからね。

私の友達なんか、すごい差別を受けて、近所《あたり》の人と口をきかなくなったり。お父さん、お母さん、おばあちゃん、おじいちゃん、みんな認定になっている人がいるんですよ。そのお孫さんが市内の高校に行くにも行けなくなって、わざわざ別の市の高校にやったという人もいますし。

「『水俣の人』なんか、あんなに一生懸命仕事してても、お金がもらえるから申請しているん

◉——母親大会で変わった

だわ」とか、「『水俣病』っていう病気がつけば、仕事なんてできないはずだ」と。「病人であれば、いつも病院生活してるのが普通だ」とか。「国とか県のお金を使って、みんな医者にかか

＊16　**行政不服審査請求**……「公害健康被害の補償等に関する法律」（公健法）における認定処分に不服がある場合、処分をした知事または市長に再調査の申し立てができる。その決定に不服がある場合には、公害健康被害補償不服審査会に審査請求をすることができる。認定基準が厳格化され、認定申請しても棄却される患者が急増した時期、熊本水俣病の運動を参考に、阿賀野川中流域の旧安田町《やすだまち》（＊4章－1）の千唐仁《せんとうじ》を中心に一九七四（昭和四九）年から行政不服の草の根運動が展開された。

＊17　**新潟水俣病被害者の会**……一九八二（昭和五七）年五月二六日に結成。認定患者たちの「新潟水俣病被災者の会」（＊2章－6）とは異なり、水俣病の認定を棄却された未認定患者（＊2章－8）の会である。「被害者の会」は、同年六月に新潟水俣病第二次訴訟を提訴した。

＊18　**新潟水俣病第二次訴訟**……一九八二（昭和五七）年六月二一日に、水俣病の認定申請を棄却された九四人が国と昭和電工を被告として提訴。一九九〇年の第八陣提訴まで二三四人が原告となった。第一次訴訟は認定患者らが昭和電工の加害責任を問うものだったが、第二次訴訟は未認定患者が昭和電工および国の責任を問うた。国の不作為だけでなく作為を問題にし、積極的加担行為論を展開した［坂東 2000: 77］。訴訟が長引いたため、裁判は第一陣を分離して審理が進められ、一九九二年三月三一日に新潟地裁で判決が出された。裁判中に認定された三名を除く九一人のうち八八人が水俣病と認められたが、国の責任は認められなかった。被告、原告の双方が控訴するも、一九九五年に水俣病の「最終解決案」を受諾して、一九九六年、第一陣が東京高裁で和解（二月二三日）、第二～八陣が新潟地裁で和解（二月二七日）。

ったり」、「お金を使って税金泥棒」とか。

それから今度は、水俣病の人たちは、とにかく認定になれば一〇〇〇万（円）以上も補償金をもらえるもんだから、たいてい家をつくりかえたんですよ。だからいつも、「もう水俣御殿が建つぞ」とか。しょっちゅうでしたね。「水俣病の人なんてお金たくさんもらっているわね。何買う気だろう」とかね。ちょっと良い服とか、ネックレスとか、指輪なんてしてると、「お金があるから、見てみれ、見てみれ」って、友達同士でつっつき合いして。いまでもそうですよ。旅行なんて行くと。水俣病患者の人が、やっぱりほら、良いものを身に着けると、「お金があるから、年金もらったりあれしたり」と。そういうことがまだありますね。いまでもあります。人間はやはり妬みですよね。

そんなだったから、裁判所に入るときにも、顔が見えないようにうつむいていました。でもね、一九八八（昭和六三）年に岩手県盛岡市で行われた全国母親大会に参加して、考えが変わったんです。

あの大会はとても大きくて、全国大会でしたからね。そのお母さんたちの頑張る姿。私は公害のほう（分科会）にいたんですけど、いろいろな分野がありましたね。その中で、何万人というお母さんたちが、頑張っている。

それなのに……。自分のことですよ、他人のことじゃないんですよ。それなのに、みんながマスコミに知られたくないとか、名前を出さないでいるとか、これじゃダメなんじゃないかなって、自分で思ったわけ。やっぱり誰かが犠牲になって、誰かがやらなくてはダメなんじゃないかなって、自分では思ったわけ。

ほかの人の熱心さというか、このくらいの強い意志で、これだけ一生懸命になってやっている人がいるのに、私らはこんなことではダメだと思いましたね。

あのときは私と坂東克彦先生（＊20）が出席したんですけど、坂東先生も圧倒されるくらい大きな素晴らしい大会でしたから。そのときから私の考えが変わったんです。

何十年も経ったので（記憶が）薄れてきましたけどね。感動だけは忘れることはできません

＊19　**五十嵐幸栄**［いがらし・こうえい］……一九一三（大正二）年、新潟市津島屋生まれ。「新潟水俣病被害者の会」初代会長、新潟水俣病第二次訴訟の初代原告団長。「水俣病が公表された昭和四〇年の頭髪水銀量は一〇四ｐｐｍも」あったが、認定を棄却されていたとある［新潟水俣病共闘会議編 1984: 1］。ただし、第二次訴訟判決（新地判平四・三・三一）によると、毛髪水銀値は放射化分析で九一ｐｐｍ、原子吸光法で八〇ｐｐｍである。

＊20　**坂東克彦**［ばんどう・かつひこ］……一九三三（昭和八）年生まれ。弁護士。水俣病問題およびスキー事故の法実務の第一人者。新潟水俣病第一次訴訟で弁護団幹事長、第二次訴訟では弁護団長を務めるが、政府の最終解決案の受諾をめぐり弁護団長を辞任。新潟水俣病の裁判運動の中心人物で、彼が集めた膨大な資料は「環境と人間のふれあい館――新潟水俣病資料館」（＊25）に寄贈されている。

ね。私は初めてだったせいもあったし、涙もろいところがあったので、涙がボロボロ出て、足もガクガク震えて。それだけが忘れられないんですよ、あの感動が。

◉——周囲も変わった

それからは、誰に何を言われようと負けられないと、強い意志でやってきました。テレビとか新聞に出たりするたびに電話が来たり、スーパーとかに行くと「あんたテレビに出ていた人じゃないの」って言われたり。

そういうことが何回もありましたけど、私が自分で決めたことなんだから。母親大会に行った後、私は何言われても、どんなこと言われても、「水俣病のことをわかってもらうために頑張るぞ」って。自分の意志でしていることだから、泣いてでも我慢していました。

主人も、すごく協力してくれました。「まあ、二日や三日ぐらいだったら、俺も協力するから頑張ってこい」と言って、母親大会もそうですが、東京や九州でもどこにでも出してくれました。ムラのお母さんたちもびっくりしていましたねぇ。普通は出せませんよ。すごく私を信用していましたね。若いときから、うん、恋愛時代から「信じている」って。

主人は私よりも水俣病の症状がひどかったです。あまりに苦しくて夜も眠れないようなので、「あんたも認定申請したら」って言ったら、「俺が水俣病なんて認定なれば会社をクビになる。

お前らどうやって飯食ってくんだ。お前は女でしかないから、俺が会社クビにならない限り飯食っていかれるけど、俺がもし認定患者になってそれが会社にわかればもうクビになる」と。だから最後の最後まで主人は認定申請しませんでした。二次訴訟は一陣から八陣まであるんですけど、説得して、説得して、やっと八陣で、やっと認定申請したんですね。

娘の一人が結婚するときに、津島屋出身だということで、「津島屋であれば、おめさんち、水俣御殿だがね」と言われたようです。娘は、「お母さんが一生懸命、裁判をしているときに、借金して建てた家です。だから水俣病で建てた家ではありません。お父さんとお母さんが必死で、寝る暇を惜しんで、ごちそうも食べないで建てた家です」って、言ったんですって。それで理解してくれて、おしまいには「お母さん、テレビに出て立派だね」と言ってくれて。

それから私の妹になるんですが、結婚した旦那さんが水俣病を嫌がって、私がテレビに出るのも嫌がって、私のうちは「水俣病だから行くな」と、寄こさなかったですよ。その妹も症状があったので、「私も裁判に入れさせてもらう」って、やっとノーモア・ミナマタの裁判(＊21)に

＊21 **ノーモア・ミナマタ新潟全被害者救済訴訟**……二〇〇九年六月一二日に提訴された。二〇一一年三月三日に和解。新潟水俣病では、第一次訴訟、第二次訴訟、第三次訴訟に続き、四番目に提訴された訴訟である。二〇一三年一二月一一日、五番目に提訴された訴訟に、「ノーモア・ミナマタ第二次新潟全被害者救済訴訟」がある。ノーモア・ミナマタ訴訟の原告らは「新潟水俣病阿賀野患者会」(＊2章－10)に属している。

加わりました。私のことを慕ってくれて、いまはよくお茶のみします。

◉――新潟水俣病を知ってもらうために

新潟水俣病第二次訴訟は、新潟地裁で一〇年もかかったでしょ。一九九二（平成四）年に判決が出て私ら水俣病だと認められたのですが、昭和電工が控訴したでしょう。それから裁判が高裁に移って、一九九六（平成八）年に和解。裁判は長かったです。新潟水俣病被害者の会の会長も五十嵐幸栄さんから南熊三郎《くまざぶろう》さん（＊22）、樋口幸二さん（＊23）と代わりました。

私も被害者の会で副会長をしました。それまではずっと男の人が会長も副会長もやっていたんですが、坂東先生が「女の人がいたほうがいい」、「世の中は男性と女性がいてこそ発展するんだから、女性がいたほうが男性も力が出るから」と。同じ被害者の会にいた市川文子さん（＊24）に、最初、白羽の矢がたったんだけれども、文子さんが「一人じゃダメ」と。私は水俣病に対する知識もなく、勉強もしてこなかったから、自分の症状とかまわりの差別・偏見くらいしかわからないし、嫌だと言ったんです。坂東先生は「だったら、二人でやればいいか」と。それで二人で副会長になったんですが、しばらくしたら文子さんがだんだん体調が悪くなって、私がね（一人で）。

裁判の証人尋問にも立ちました。一九九〇（平成二）年の三月でしたけど、このときのことは一生忘れることはできません。何も悪いことをしていないのに、なんで裁判所で裁判官の前で証人尋問に立たなければいけないんだろうと思って。前の晩なんか一晩中一睡もしませんでした。くやしさと不安とで本当に一睡もしませんでした。

裁判の後も、いろいろな行動をしてきました。少しでも水俣病のことをくわしく知ってもらおうと、ありとあらゆるところに行っています。二〇〇一（平成一三）年に「環境と人間のふれあい館」（＊25）の語り部が始まってからは、語り部の一員にもなりました。

＊22　南熊三郎〔みなみ・くまざぶろう〕……一九二二（大正一一）年、新潟市松浜生まれ。新潟水俣病第二次訴訟の原告患者。一九八五（昭和六〇）年に新潟水俣病第二次訴訟の原告となり、一九八八（昭和六三）年に「新潟水俣病被害者の会」会長になる。激しい交渉ぶりは「南節」と呼ばれ、原告を引っ張った。二〇〇〇年逝去。

＊23　樋口幸二〔ひぐち・こうじ〕……一九三三（昭和八）年、水原市《すいばらし》（現・阿賀野市）分田《ぶんだ》（稗河原場《ひえかわらば》）生まれ。新潟水俣病第二次訴訟の原告患者。一九九八年より、南会長を引き継ぎ「新潟水俣病被害者の会」会長になる。語り部も行ったが、二〇〇八年に逝去。

＊24　市川文子〔いちかわ・ふみこ〕……一九三二（昭和七）年、安田町（現・阿賀野市）千唐仁生まれ。新潟水俣病第二次訴訟の原告患者。子どもが結婚、就職したことを契機に一九七七（昭和五二）年、認定申請。一九七八（昭和五三）年、棄却。「安田町未認定患者の会」や「新潟水俣病被害者の会」で運動の先頭にたつ。「新潟水俣病被害者の会」で副会長になるも、聴力を失い活動の表舞台から退く。二〇一〇年逝去。

りますよ。小学生とかに水俣病のことを話しているときに、同じ年頃の孫たちのことを考えることがあります。私らは、かわいい孫たちに恩を返したいんですよ。それと、私らみたいに苦しい思いをさせたくないの。それで、水俣病のことを少しでも知ってもらおうと思っています。

やりがいもあります。やっぱり、子どもたちが一生懸命に聞いてくれるのがうれしいし、質問が出ると、こんなに話をよく聞いて……。それって、話が頭に入っているってことでしょう。だから私はそういうのがうれしいですね。

感想文を書いてくれるところ（学校）もあって、「自分の体が病んでるのに自分のことを話す小武さんの優しさと強さがいいです」っていうのとか、「差別・偏見にもめげずに頑張っている小武さんは素晴らしい」とか。そのような感想文が、ほんに力になりますね。

＊25　**環境と人間のふれあい館**……正式名称は「新潟県立環境と人間のふれあい館——新潟水俣病資料館」。新潟市北区の「水の公園福島潟」に隣接して立地する。新潟水俣病第二次訴訟の和解にあたり、「新潟水俣病被害者の会」と「新潟水俣病共闘会議」は昭和電工と解決協定を締結した。そこに、昭和電工が地域再生・地域振興に参加・協力するという趣旨から、新潟県に総額二億五〇〇〇万円を寄付するという内容が盛り込まれた。この寄付を原資に建設されたのが「環境と人間のふれあい館」である。当初は反対意見への配慮から「新潟水俣病」の名称を用いなかったが、二〇〇三年に「新潟水俣病資料館」の副名称を付けることができた［関 2006: 235–238］。

2

次世代に語り継ぐことが使命である

語り部・近《ちか》四喜男《よきお》さん

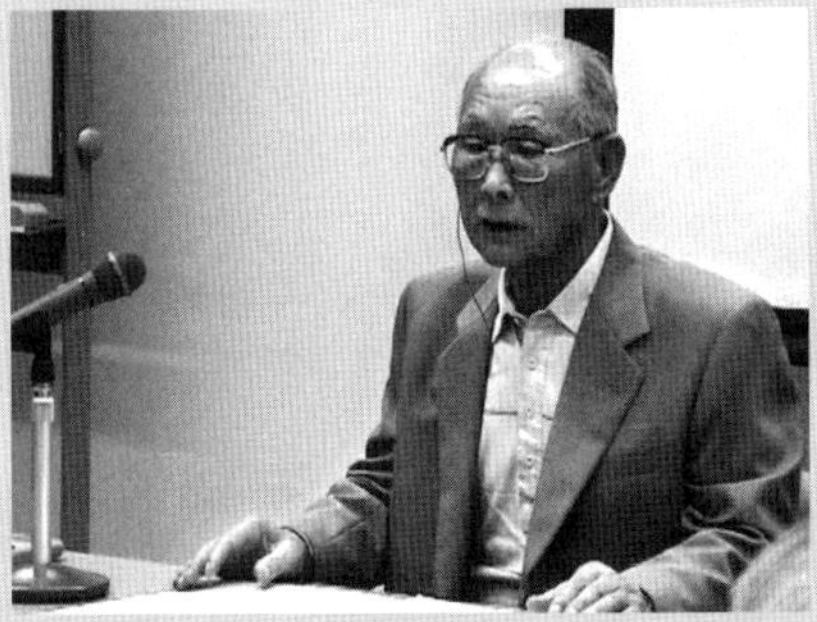

❖近　四喜男さん［ちか・よきお］

一九三〇（昭和五）年に旧大形村（現・新潟市）一日市《ひといち》で八人きょうだいの六番目に生まれる。長兄の近喜代一《きよいち》さんは新潟水俣病第一次訴訟原告団長だった。

一九六五（昭和四〇）年頃から水俣病を発症。一九六七（昭和四二）年提訴の第一次訴訟では原告団長である喜代一さんを支援。四喜男さん自身は一九七三（昭和四八）年に水俣病の認定申請をしたが、一九七五（昭和五〇）年に棄却される。

一九八二（昭和五七）年に提訴された第二次訴訟には加わらなかったが、一九九六年の第二次訴訟和解後に水俣病総合対策医療事業の対象者となり、新潟水俣病被害者の会に入会した。二〇〇〇年から被害者の会幹事を務め、二〇〇二年からは語り部としての活動を行ってきた。二〇一五年七月二日没。享年、八五歳。

すぐ上の兄、近喜三男《きみお》さんは新潟水俣病阿賀野患者会に入り、自身の水俣病被害をめぐって裁判（ノーモア・ミナマタ新潟全被害者救済訴訟）を経験している。

◈「命の川」に育てられた

◉——川辺の風景

一九三〇（昭和五）年、新潟県は一日市《ひといち》（＊1）生まれです。太平橋の西、阿賀野川の河口から四キロ上流の七〇軒ほどの集落です。そのうち、専業農家は二〇軒くらい。漁業は兼業を含めて八軒ほど、残りは会社員や桶屋など職人として生活をしていました。

一日市の集落はなにごとにも前向きで協力的、ほら貝のラッパや鐘を合図にいい顔をして寄り合った「仲良し村」でした。経済的には恵まれていませんでしたが、反面、生活を応援してくれる自然がありました。

集落を北西の風から防いでくれる防風林、竹林があります。冬を凌いで、これが一斉に芽吹くようになると、村全体が一つの森のような様相になる、非常にのどかな村でありました。鳥も多く、アホウドリなんていうのがいました。それから木のてっぺんには、モズだとかカッコ

＊1　一日市〔ひといち〕……阿賀野川下流地域にある集落（現・新潟市東区）。毎月、一日に市《いち》がたったことから一日市という。新潟水俣病の初期患者多発地帯だったが、新潟水俣病第二次訴訟のときには原告が二名しか出なかった。水俣病に対する差別・偏見が強く内面化されていたことがうかがえる。

ウだとか、川沿いのところにはカワセミが何種類かいたりとか。

一日市の集落の前を流れるのが阿賀野川です。一九四〇年頃は舟運《しゅううん》がありました。長船、砂や砂利を採取するコウレンボウや、祭りのときに人を乗せて運ぶアンコ船。船が行き交っていました。ときには筏《いかだ》が流れてきました。筏には寝泊まりできるような小屋がついていましたね。

集落にとって、阿賀野川は生活に欠かせない川でした。飲み水にするのも、洗濯をするのも、阿賀野川の水で、生活用水の一切を阿賀野川に求めたんです。

それから、たゆたゆと流れる阿賀野川は格好の遊び場でした。川幅の広い阿賀野川には、当時、休憩所にもなる中州があり、泳いで遊ぶにはうってつけの場所でした。われわれの時代は、年上の子どもが遊びを指導してくれたものです。遠泳もするし、何でもやっていい。水泳とか船漕ぎとか、子ども同士のなかで、阿賀野川の流れと風で、私は教育を受けたようなものでした。

阿賀野川は恵みだけじゃなくて、洪水っていうのがすごいんですね。越後山脈で大雨が降れば、二、三日から長くて一週間くらい。土手の一メートル手前くらいまで水が来るから、われわれ子どもなんて、ぶるぶる震えて見たものです。川が濁り、渦巻いている。そこから音を出して丸太とか筏も流れてくる。非常に怖い洪水があるわけですが、その洪水も終わってみれば村を団結させている。村の消防団のテキパキした動きに、大人の団結力を力強く思ったものです。

洪水のあとは、野菜なんかはダメになる部分がありますが、流れてきた流木を拾い集め、一年分の薪《まき》をつくったものです。水だけでなく、煮炊きする薪も阿賀野川の恵みです。遊びも、自然も、生きる術《すべ》すらも阿賀野川に教えられてきました。末期《まつご》の水(*2)も阿賀野川でした。阿賀野川は「命の川」だったのです。

◉——親の情けが毒になるとは

私の家は漁を営んできました。先祖伝来の漁具や漁法を受け継いで、地引き網や張り網、筒《つつ》で魚をとったものです。とった川魚は自分たちで食べ、近所や親戚に配り、売り物にすることで家計の支えにもなっていました。

春はやっぱりヤツメ、イトヨ、カニ。夏はボラ、ドジョウ、ナマズ、コイ。秋はもちろんサケがたくさん入ってきます。冬はカンブナとか。年中、魚がいて、うまくできているもんだな、と。

＊2　末期の水［まつごのみず］……「死に水」とも言い、臨終の際に、人生最期の水を含ませて口もとを潤す水である。渇きに苦しまないように、安らかにあの世に送るための水である。

囲炉裏の上にですね、焼いた魚を串にさしておくマキワラ（＊3）というのがありまして、常にたくさん魚がさし込んである。私もそうでしたが、分家したあとも休みになるとかならず墓参りしたという、そういう時代でした。そうすると、親は川魚を生け簀《いす》の中から出してたくさん食べさせ、また帰りに持たせたりっていうのがね、常だったんです。これが毒だというのは誰にもわからないんですね。親の情けが毒を持っているという、とんでもないことが後で明かされてしまうわけです。一九六五（昭和四〇）年に新潟水俣病発生の公式発表があって、阿賀野川の魚介類が汚染されていたとわかるんです。

思い返せば、前兆はあった。「骨曲がり魚」が確認されていたし、一九五九（昭和三四）年には、昭和電工からカーバイド残渣が阿賀野川に流出して、エラを詰まらせた魚が大量死しました。魚が全滅といっていいほど、死んでしまうわけです。死んだ魚とか、弱った魚が大量にあがっちまったと。

そんなとき、どうしたか。河口近くでは川水の下に海水が入り込むわけですが、川魚は淡水魚ですからね、塩水に触れると逃げるわけです。それを知っているわけだから、大量死のときも、泳いで逃げるのをパッと押さえる。逃げないのはとらないようにして。磯ばたにはびっしり、生きている魚がいたんですよ。情報も何もないわけだから、内臓をとれば大丈夫だと自分たちで判断して、そんなのを食べたんですね。

◆家族の水俣病史

◉――病名も知らされないまま亡くなった父

私の家は両親と八人きょうだい。きょうだいはみんな仲が良くてですね、私も自分の家を持つときにはカンパをしてもらっています。一〇人のうち、新潟水俣病の第一次訴訟が終わる頃には七人が認定されています。

私も認定申請を勧められましたが、断っていました。第一次訴訟の原告団長をしていた長兄が亡くなって、水俣病の恐ろしさもわかって、一九七三（昭和四八）年ですが、認定申請しました。新潟大学で神経内科、耳鼻科、眼科などを受診したんですが、結論からいえば一九七五（昭和五〇）年に棄却されました。

椿忠雄《つばきただお》先生（＊4）に診断されましたが、症状があるものの、水俣病の認定には至らず、ということなんですね。

＊3　巻藁［まきわら］……ベンケイとも呼ばれた。囲炉裏の上（火棚など）に吊るす長さ三〇センチほどの楕円形の民具で、焼いた魚を串ごとさして燻製保存する。

実をいうと、私もその頃は子育て時代で、ちょうど上の子が就職の時期でもありましたし、非常にほっとしたことを覚えています。

親父の近喜代太《きよた》(*5)は、七六歳で亡くなりました。新潟水俣病が公表される一年前の秋、たまたま家に行ったら、一生懸命、四股《しこ》をふんでいるわけです。四股をふんで「お前らに負けねぇ」なんて。その頃から親父は自分の体に変調を覚えていたと思うんです。形相も変わってきました。うちの屋号は「オケヤ」。親父は桶をつくる職人だったんで、怒ったことがない人だったんですが。

本当に具合が悪くなったのは、一九六五(昭和四〇)年の春です。ムラの旅行を楽しみにして参加するわけですが、土産《みやげ》話を楽しみにしていたら、非常に浮かない顔をして疲れて帰ってきた。開口一番、「年をとって旅行はするもんじゃねえべ」。

具体的には知りませんが、トイレが近かったことは聞きました。そのあと、みるみる言葉が弱くなって舌ももつれて。二日後に病院に連れて行って、二週間、通院するんですが、日に日に悪くなっていくんですよ。耳の聞こえは悪くなるし、手が震えてしまうし、目は視野が狭くなるし、しびれ、悪寒《おかん》、物忘れ、ありとあらゆる症状が吹き出してしまうわけなんですね。医者も「このふらつきで通ってくるのは危険だから、近くの病院に紹介状を書くから行ってくれ」と、さじを投げる状態なんですね。「それで容態はどうなんですか」と聞いたら、「病名はつけようもない」。これだけの症状が一気に吹き出す患者というのは、医者も会ったことがなかったというわけです。

自宅療養で、発症して二か月後の六月二日に亡くなりました。新潟水俣病の発生が公表される一〇日前でした。本当に病名も知らされないまま、わけがわからないまま亡くなってしまうわけです。親父の遺体を前に、子どもたち一同、合掌するのですが、みな無言でした。次兄が「おい、みんな。親父は七六歳だよ。長生きだ。大往生だ。みんなで送ってやろうじゃないか。元気だして、いままでよりも、さらに頑張ろうじゃないか」と話をするわけですが、みんな、

＊4　**椿忠雄**［つばき・ただお］……一九二一（大正一〇）年生まれ。元新潟大学医学部神経内科教授。新潟水俣病の発生を確認し、水俣病を症状が重篤なハンターラッセル症候群に限定せず、疫学調査で阿賀野川流域の患者をひろいあげ、そこから診断要項をつくった。補償協定締結後、水俣病認定申請者が増加すると国や企業側の立場に寄るようになり、水俣病認定基準を厳格化する方向に転じた。椿が会長を務めた新潟県の認定審査会では、一九七三（昭和四八）年以降、申請を棄却される患者が激増（棄却件数は＊1章－15参照）。さらに、一九七五（昭和五〇）年に環境庁の専門家会議の座長に就き、国の認定基準を厳格化する一九七七（昭和五二）年の環境庁環境保健部長通知「後天性水俣病の判断条件について」を取りまとめた。

＊5　**近喜代太**［ちか・きよた］……一八九二（明治二五）年生まれ。劇症型の水俣病患者。一九六五（昭和四〇）年四月に発症、当初の診断は動脈硬化症とされた。一九六五（昭和四〇）年、新潟水俣病が公式発表される一〇日前に逝去。

黙ってしまう。

◉——休まず闘い続けた兄

長兄のことは、みなさんもご存じかもしれません。新潟水俣病被災者の会(*6)の会長を務めた近喜代一(*7)です。親父を亡くした痛みを訴えて、被害者運動に立ち上がっていくわけですが、運動といったこととは無縁で、裁判なんかやったこともない。そういうなかで、新潟水俣病被災者の会会長になって、組織の問題、闘いの問題、それから直接に襲う生活の問題と、休むことなく闘った。もちろん、弁護士さんとか支援者とかが支えてくれたんだろうけど。

長兄は、一九七一(昭和四六)年に新潟水俣病第一次訴訟が勝訴してからも、補償協定に向けて闘っていました。補償協定が締結されるまでもう少しというときに、闘いを間近に控えて亡くなりました。

思い起こすと、休むことなく闘っていた長兄が、きょうだいを集めて、何を思ったか、やったことのないボウリング大会を開いたことがありました。みんな、やったことがないから、みんなガターになるんですよ。兄貴が楽しんだのは、あれが唯一だったのかなと思っています。

私は親父の死と長兄の死、二つの死を見ていますので、自分もいつ同じようになるのかと不安でした。父と長兄の死に、私には負の思い出が残ってしまったというわけです。非常に残念です。

◉——私自身の水俣病

私は（認定申請を）棄却されてから、水俣病にかかわってきませんでした。新潟水俣病の第二次訴訟の原告にもなっていません。第二次訴訟が和解してから、私は新潟水俣病に向き合うようになりました。国と昭和電工は一三年半も原告を裁判に縛ってきました。体の苦しみに耐えながら年をとっていく原告が、命を削って闘い疲れ果てるのを待って、和解にしたように思いました。

＊6　**新潟水俣病被災者の会**……一九六五（昭和四〇）年一〇月七日に患者とその家族が「阿賀野川有機水銀中毒被災者の会」を結成、のちに「新潟水俣病被災者の会」となる。会の結成は新潟水俣病第一次訴訟へとつながる一歩になった（なお、結成の日付は一二月二三日と記載されてきたが、「環境と人間のふれあい館」での資料の再検討により、正しくは一〇月七日であるとして日付の訂正記載が進められている）。

＊7　**近喜代一**〔ちか・きよいち〕……一九一七（大正六）年、大形村（現・新潟市）一日市生まれ。「新潟水俣病被災者の会」元会長。一八歳から書き続けた日記帳は「近日記」と呼ばれ、新潟水俣病を伝える貴重な資料となる。父の喜代太に続き、自身も水俣病を発病。「阿賀野川有機水銀中毒被災者の会」（「新潟水俣病被災者の会」）が結成されると初代会長になる。新潟水俣病第一次訴訟の勝訴後、補償協定のための被害者運動に取り組むが、一九七三（昭和四八）年の補償協定締結直前に逝去。

◈裁判の提訴にあたっての近喜代一の呼びかけ（一九六七年）

新潟水俣病事件発生以来二年あまり、被害者は後遺症と闘い、生活と闘いながら、やっとの思いで生きて来た。

国は、今すぐにでも出せる結論を出さず、研究班はこう結論を出したといって、責任をのがれている。国が本当に被害者のことを考えているとはとても思えない。被害者は日一日と苦しくなる生活と闘いながら、国の結論を待っていたが、こんどの発表をきいて、国と昭電に非常ないきどおりを覚えます。

犯人は昭電であると、政府の委嘱した研究班によって明らかにされたのだから、私たちは当然これを国の結論とする。昭電が犯人であることは当初からわかり切っていたことだ。昭電がちがうというなら、裁判で真犯人をはっきりさせる以外に手段はないと思う。自分の犯した罪は自分でつぐなわなければならない事は、人間なら皆知っていることだ。

何の罪もなく、死の恐怖に追いつめられ、遂に狂い死にさせられた五人、生残った八〇余名の被害者、患者と認定されない何千人もの水銀保有者、そして九州の犠牲者のためにも、絶対負けられません。

二度目の水俣病は、国などが第一回目〔熊本水俣病〕をウヤムヤにしたために起きた問題です。これは全国民の問題だと思います。私たちがここで泣寝入りすれば三回目の水俣病がまたおきるでしょう。子や孫や他の国民まで、これを前例として泣寝入りさせられることのないよう、私たちはがんばります。全国の皆さんのご支援をお願い致します［新潟県民主団体水俣病対策会議 1967: 1］。

（第二次訴訟の和解後に）私ともう一人、未認定（＊8）だった兄と一緒に、医療手帳（＊9）の申請をしようと相談して、私は医療手帳を交付してもらいました。しかし、兄は会社の経営者だった

＊8　**未認定患者**……「公害健康被害の補償等に関する法律」（公健法）による水俣病認定申請を棄却された人を「未認定患者」と呼ぶ。水俣病認定基準の厳格化と硬直化を批判するための概念。ただし、新潟水俣病第二次訴訟の和解以降に救済を受けた患者は、被害が認められたという点から「未認定患者」と呼ばれることを嫌うことがある。新潟県の「新潟水俣病地域福祉推進条例」（二〇〇八年制定、二〇〇九年施行）は、認定患者と未認定患者を区別せずに、「新潟水俣病の原因であるメチル水銀が蓄積した阿賀野川の魚介類を摂取したことにより通常のレベルを超えるメチル水銀にばく露した者であって水俣病の症状を有する者」を「新潟水俣病患者」として定義する（＊巻末資料「水俣病救済制度の推移」参照）。

ので差別を恐れて申請しませんでした。ただ、兄はあとで阿賀野患者会(*10)に入って裁判(ノーモア・ミナマタ訴訟)をし、認定申請をして水俣病に認定されています。

第二次訴訟の和解後、「環境と人間のふれあい館」ができ、その語り部になりました。自分の信念としては、子どもたちに新潟水俣病を伝えようと決めたんですね。

私の症状としては、耳の聞こえが悪いことがあります。左耳がひどく、右の耳は補聴器を使うと少し聞こえるので、少しばかり楽だということ。語り部の口演では、質問を聴きとれなくて、隣でメモしてもらって、それを見て答えます。

耳鳴りもあります。左はキーンとしていて、右はビーン。朝に目覚めたときや夜中にトイレに起きたときとかはですね、すごい耳鳴りが高いんです。物音が聞こえていると思うくらい。それから唾液が出なくて、口の中で皮膚がくっつく感じ。歯医者さんで「どうしてそんなに唾液が少ないのか」と言われますが、「水俣病なので」とは言いませんから、「ほかの人に比べて非常に変わっている」と。

とび職が好きでやったことがあるくらいなのに、平衡感覚が悪くなってしまった。狭心症みたいな胸の痛みが出たりします。座ろうとしたり、足をちょっとすると、こむら返り。カラス返りと言ったりしますが、それも症状のひとつ。

ここ三年くらいでしょうか、眠っているうちに手がしびれてきて目が覚める。ちょうど、ケガをして止血しているときのような状態の痛み、しびれです。はじめは眠りが浅くなって意識が出たらスーっと消えてしまうんですが、だんだん完全に目が覚めなければ消えなくなった。水俣病は治らないと聞いているんで、いずれにしても我慢すればいいのだから、慣れなくてはダメだということで、私はあきらめているんですが。

足のしびれでは、左のこむら（ふくらはぎ）の外側がしびれます。一番困るのは、こむらの外側から寒気がすることがある。とくに、夜中にトイレなんかに起きて寒気がすると、とても自力で元の体温に戻せない。それで風呂に入って温まって布団に入る。そういうのが年に何回

＊9　**医療手帳**……水俣病総合対策医療事業で、水俣病に認定されていないが水俣病の被害を否定しきれない人を対象に交付する手帳。手帳交付申請後に判定検討会が、「医療手帳」該当か、「保健手帳」（二〇〇九年の水俣病救済特別措置法（＊3章―15）施行後は「水俣病被害者手帳」に切り替え）（＊4章―8）該当か、非該当かを決定。手帳の交付を受ける者は訴訟などを取り下げる。医療手帳該当者は一時金二六〇万円と医療費自己負担分が全額支給されるほか、はり・きゅう施術費や療養手当が支給される（＊巻末資料「水俣病救済制度の推移」参照）。

＊10　**新潟水俣病阿賀野患者会**……二〇〇七年発足。沼垂《ぬったり》診療所（＊1章―12）で新潟水俣病問題に取り組んでいる新潟民医連が、「認定患者や医療手帳および保健手帳所持者に『家族・親族に患者はいませんか』の手紙を発送、職員が手分けして阿賀野川河口地域を中心に家庭訪問を続ける一方、関川医師（＊3章―2）を中心に『受診相談会』『患者懇談会』を開催」したのち、四七名で結成された［酢山 2012: 173–175］。

かあって困る。それから、裸足になったときに砂利があったりすると痛いですよね。風呂に入っても、足を伸ばして浴槽に足がつくと、そんな痛みがして足をひっこめてしまいます。それが、いまの痛み。

本当に我慢できるときは我慢していればいいわけなんで、実際に我慢しているわけですが、そういう面では、親父や長兄に比べてみると、私は非常に症状が軽いんだろうと思います。

◈六つの柱

◉——語り部にかける想い

私の両親ときょうだいは認定患者と認定棄却者に分かれました。私は再度の認定申請はあきらめて医療手帳をもらいました。同時に、自分が経験した新潟水俣病と人びとについて次の世代に語り継いでいくことが、自らのすべきことだと考えたわけです。公害は人が生むのだから、人がなくすこともできます。人の生命や健康が第一です。語り部では、そうしたことを語っています。

小学生など、子どもたちに向けて語ることが多いですが、大学や水俣病の普及啓発のための国内セミナー(＊11)でも語りました。子どもたち、孫たちの世代に正しい知識を伝えて、語り継いでいかなくてはならないですよね。

私が大切だと思うのが、六つの柱です（＊後掲コラム「近四喜男さんの思い出」参照）。新潟水俣病を忘れないでほしいということ。そのために機会をつくって、新潟水俣病の話をひろめてほしいということ。自然を大切にして、さらに創っていってほしいということ。自然に異変を感じたら、声をあげて共同で対応するということ。住んでいる地域に目配りと気配りをしていくこと。そして自らが公害の原因者にならないこと。

◉――なんでも話し合える「まちづくり」を

いまの社会は、化学物質が一〇万種類も使用されている社会です。私たちは多くの化学物質にさらされているわけですね。いつなんどき、公害があっても不思議ではない。

何か異変があったとき、やはり隣近所に話し合える雰囲気がなければならない。「まちづくり」とは、何か話し合える地域をつくることです。話をまともに聞いてくれない地域では、共同で対応することなどできません。まして、偏見と差別があったら、何も動きません。常々、

＊11　**水俣病経験の普及啓発セミナー**……一九九五年一二月の「水俣病問題の解決に当たっての内閣総理大臣談話」に基づき、一九九六年度から環境省が水俣病の経験を国内外に広く伝える目的で実施している。

できるだけ隣近所と物事を協力して、相談していくようなことを心がけないといけない。

水俣病のように、お金が絡むと別の話になることもあります。そういうときにこそ、他人の苦しみを真面目に受け取れるまちづくりをしなくてはいけない。新潟ではいま、そういうまちづくりをしようとしています。すごいことです。被害を受けている人たちだけではできないです。オオヤケの組織（行政など公的機関）、そういうところの声がかりが非常に大切になってくるんだなと思っております。

資料館（「ふれあい館」）で語り部をしてきて、新潟水俣病の話を伝えることができて、感謝しています。とても一人では難しい。こういう問題については、反対論があったりして停滞するんですね。水俣病の話を素直に聞けるまちづくりを、ぜひ頑張って進めてもらいたい。そして、もし何か異常を感じたら、大きな声できちっと話をするという心構えを、ぜひつくっていただきたいなと思っております。

＊付記　二〇一四年夏の聞き書き調査の際に、すでに近四喜男さんは体調を崩しており、調査に協力していただける状況ではなかった。そのため、本章を書き起こすにあたっては、何度か四喜男さんの語り部口演を聴き、また何度か会話を交わしてきた関のデータ、四喜男さんの語り部映像や資料、そして語り部活動を間近にみてきた「環境と人間のふれあい館」のスタッフの皆さん（塚田眞弘館長、井上初男さん、高野榮芳さん、星千晶さん）のお話を参考にしている。

◈〈コラム〉新潟水俣病語り部　近四喜男さんの思い出

新潟県立環境と人間のふれあい館　館長　塚田眞弘

新潟水俣病の語り部で、真っ先に思い浮かぶ人がいる。二〇一五年七月にご逝去された近四喜男さんである。

近さんは、自身が水俣病の被害者であり、父親ときょうだいの三人を水俣病で亡くした。六人のきょうだいの健康を蝕んだ怖い病気である水俣病のことを、「子や孫たちの世代に黙っていてよいのか」という葛藤が常にあったという。近さんは水俣病患者として認定されていない。裁判で闘うより、「後世の人たちが公害のない世界をつくってくれるように経験を正しく伝えていこう」という思いで、語り部としての道を選んだのである。

近さんは、聴衆の前で発生当時の様子をこう語っていた。

阿賀野川は「命の川」だった。飲料水の確保から、川には共同洗い場が作られ洗濯や炊事にも使っており、生活用水の一切を賄ってくれる川であった。また、川は天からの恵みである川魚も与えてくれた。

この命の川で水俣病が発生したのである。天の恵みである川魚を食べて水俣病が発生した。初めの頃は病気そのものの原因も、病名もわからず、陰では祟りや伝染病といった噂も流れていた。差別を恐れて「自分は阿賀野川の魚は食べていない」という人も現れたり、地域は大混乱となった。そして、日本で初めての本格的な公害裁判となった新潟水俣病第一次訴訟の原告団長の長兄（近喜代一氏）の活動についても話している。

いまは川との距離は遠くなってしまったが、自然と密接に結びついていた当時の暮らしや阿賀野川とともに過ごした日々を懐かしそうに語った。そして、新潟水俣病が地域に与えた影響を、社会的な背景を含めて記憶の奥底から引き出し赤裸々に語っていた。第三者が見よう見まねで話せるものではない。

近さんの語り部には大きな特徴があった。自身の病状や生活だけでなく、公害発生当時の経済・産業など社会情勢から現在の環境を取り巻く問題について、近々の時事問題も交えて現在にたとえてわかりやすく伝えていた。

彼は、語り部の最後に、「皆さんで一緒に考えて行動に移していこう」と、いつも次のように話していた。

(1)「水保病を忘れないでほしい」

九年前に水俣市で起きた水俣病の教訓を新潟で生かすことができなかった。今度こそ、新潟水俣病を教訓として今後に備えてほしい。

(2)「機会をつくり話を広めてほしい」

受講された皆さんから家庭の人に話してほしい。正しく伝えることこそ、公害をなくし、いまもある偏見・差別の解消につながっていく。

(3)「自然を大切にして、さらに創っていってほしい」

自然が健康でなければ人間が健全な生活を送ることはできない。自然を眺めて、自然を愛しんで、そんなことができれば自然の感性を身につけることができると思うし、自然もまた人間に対して正直に変化や異変を教えてくれると思う。

(4)「自然に異変を感じたら」

もしも、人や自然に異変を感じたら、大きな声で隣人に話してほしい。話を聞いた人は一緒に協力して調べてほしい。

(5)「居住地域に目配りや気配りを、情報の開示」

住んでいる周辺に公害の原因になりうる工場や物はないか、どこで情報が入手できるかなど、空気や水・土壌等の個人での調査は至難です。行政や専門家と協力し、いつでも情報を見られるようにしておくことが必要である。

(6)「自らが公害の原因者にならないこと」

環境は公共財産。自らが公害を作らない工夫が必要である。家庭排水やゴミの分別の問題、私たちが努力しなければならない。これは国民の義務である。

近さんは、「語り部は使命」と言っていた。次代を担う若い世代に、新潟水俣病を語り継ぐとともに、人としての生き方をも伝えてきたのである。

3

すべての被害者が救われるまで

語り部・山崎《やまざき》昭正《あきまさ》さん

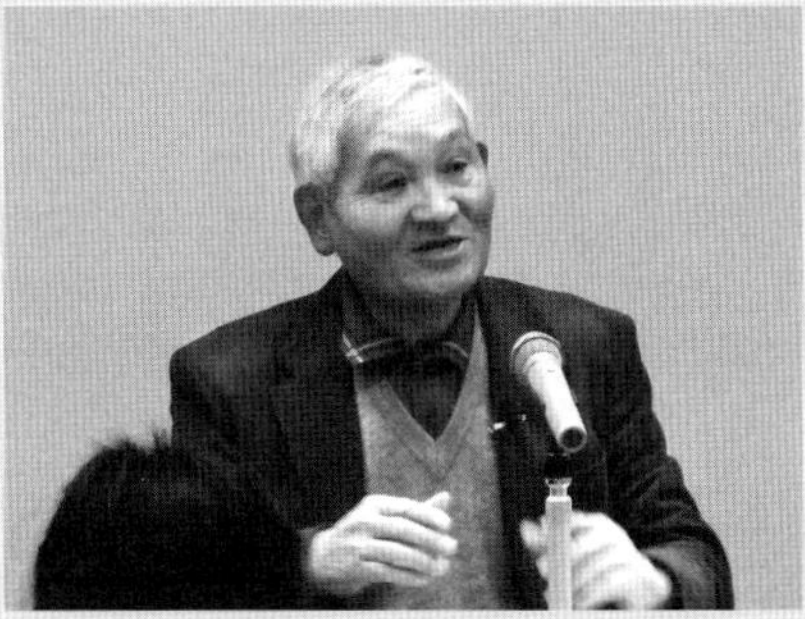

❖**山﨑昭正さん**［やまざき・あきまさ］

一九四一（昭和一六）年に阿賀野川下流域の旧岡方村《おかがたむら》（のちに豊栄町《とよさかまち》、豊栄市を経て、現・新潟市北区）太子堂《たいしどう》に五人きょうだいの長男として生まれた。小学校四年生のときに父親を亡くす。以後、母親が豆腐屋を営みながら農業をし、生計を支えた。高校卒業後に豆腐屋を継ぎ、四代目となる。稲刈りの時期が過ぎると、自転車に乗って新潟市内へ行き、土木作業の仕事もした。結婚後も豆腐屋は続けていたが、一九七二（昭和四七）年からは食品会社に勤めた。

母親は認定患者。二〇〇五年、沼垂診療所の関川智子医師より水俣病の可能性があるという内容の手紙を受け取り、認定申請するが棄却される。二〇〇七年には二度目の申請も棄却される。同年、新潟水俣病阿賀野患者会の結成と同時に会長に就任。二〇〇九年、国と昭和電工を相手取り、「ノーモア・ミナマタ新潟全被害者救済訴訟」を提訴。原告団長になる。裁判の和解後も、阿賀野患者会で潜在患者の救済のために奔走している。

◈心当たりはあった

◉——抱えてきた症状

私は一九四一（昭和一六）年生まれです。水俣病になって、どういう症状があるかと言いますと、手足のしびれ、こむら返り、このあたりで「カラス返り」とも言いますよね。あと耳鳴り、年中セミがいるみたいな。寒いときは手足が冷たくて眠れないし、夏は逆で今度は（手足が）熱くて眠れない。あと、目がしょぼしょぼしてくる。だんだん目が見えなくなってくる。

手足はね、しびれていて感覚が鈍いので、多少、傷ついたとしてもわかりません。血が出ているのを見て初めて気づきます。蚊に刺されても全然わかんないね。困るのは風呂に入って熱いということがわかんないってやつだね。私の入った後は熱くて入れないってね。

舌の感覚もだんだん悪くなってきています。けれども、外から見た場合、みなさんから見た場合、別になんともないですよね。

じゃあ、「いま、本当に不自由か？」って言われたら、そんなに不自由でもないんです。もう三〇年もお付き合いしてきていますんで。

でも、やっぱり一番せつないのは夜。冬は手足が冷たくて眠れないというのが一番せつないです。こればっかりは、なかなか慣れるわけにもいかないし、逆に夏は手足が熱くて眠れない。あと耳もだんだん遠くなってきています。うちの女房に「キンカ」(＊1)なんて言われてます。年をとるたんびに、だんだん悪くなってきているし。

自分で「自分は水俣病ではない」と認めないで来たけれど、二〇〇五(平成一七)年に沼垂《ぬったり》診療所の関川智子先生(＊2)からお手紙をいただいて、「一度、診察を受けてみませんか」と言われて。心当たりはあったんですね。これが水俣病なのかな、と。

◉——とった魚を家のみんなで全部食べた

子どもの頃、学校から下校したら、まずどこに行くかというと阿賀野川です。いまの阿賀野川は中州が全然なくなったけど、私の子どもの頃は中州がいっぱいあったんです。竹の棒一本とゴムボール一個持って、野球に行ったものです。竹のバットだよね、あの頃は。男の子も女の子も一緒にそういう遊びをしていました。

阿賀野川が近いもんですから、よく魚もとりました。冬、雪がいっぱい降るでしょう。雪がとける頃になると、田んぼに阿賀野川の水がいっぱい入ってくるんです。いまは田んぼのほうに水が来ないように整備されていますけど、あの頃は阿賀野川から田んぼのほうに雪解け水が入ってきたんです。そのとき、魚もいっぱい入ってきます。

自分が子どものときは、カーバイドを使ったカンテラ(＊3)があったんです。それを持って、一斗缶の底を抜いて取っ手をつけたものを持って、魚をとりに行くんです。夜だから魚も眠っているんです。どんな魚もとれました。魚が眠っているところを明るくして、魚がいるところに一斗缶をかぶせて、そこに手を入れて魚を押さえるんです。一晩に、大きなブリキのバケツにいっぱいとれたものです。

そうすると、おじいちゃん、おばあちゃん、母親が、「いっぱいとってきたなぁ」って、本当にほめてくれました。それがうれしくて、また魚をとりに行くんですよ。

＊1　キンカ……方言で、耳が聞こえないことの意。

＊2　関川智子〔せきかわ・ともこ〕……一九四二（昭和一七）年生まれ。医師、沼垂診療所(＊1章―12)所長。新潟水俣病の診断に長く携わる。水俣病女性患者の社会的被害にくわしい。第一次訴訟後、沼垂診療所で急増する患者の診察にかかわるようになり、第二次訴訟の原告医師団にも参加。ある弁護士から「自分が診察した病名が『違う』と言われて頭に来ないのか」と尋ねられたことが転機となり（『毎日新聞』二〇一五年六月一三日付）、「お手伝い感覚」ではなく、患者と真摯に向き合わないと迷惑がかかる、患者の立場で被害を考えたい、と新潟水俣病問題にかかわり続けてきた。「新潟水俣病阿賀野患者会」(＊2章―10)の結成に至る患者の掘り起こし活動にも尽力。

＊3　カーバイドランプ……カーバイドに水を入れてガスを出し、それを発火させるランプ。アセチレンランプともいう。カーバイドは使用後に乾かし、ガスが出るまで繰り返し使う。当時、金物屋で売っていた。

それから夏になるとね、中州に行くとね、ハゼがとれるんですよ。夜にカンテラ持って、木を割って木綿針を一五個くらいつけたものを水辺のところで、トンッと落とすとすぐとれる。とれたハゼをバケツにトンッ。ほかの人がやっているのを見て、覚えて、それを真似してやるわけ。それが楽しくてね。とったハゼは天ぷらにして食べました。

あと、シジミ貝。中州の水辺のところに小さい穴が開いている。そこに手を入れるとシジミ貝がとれるんです。シジミ貝は、スーパーに売っているけど、私たちの子どもの頃はとって食べていました。いま売っているのは平たいシジミ貝だけど、私たちがとった頃は、ころんころんとした丸っこいシジミ貝でした。味はいまとあまり変わりません。味噌汁にして食べました。

私たちの子どもの頃は、動物性たんぱく質となると魚しかないんですよ。それで川魚を、阿賀野川の魚ですよね、フナ、コイ、オイカワ、ハヤ、ニゴイ……。このような魚をとって食べたんです。

水の上から見るとコイそっくりの、大きいニゴイがいるんです。ニゴイは刺身で食べるとおいしくて、刺身にして食べました。ニゴイには水銀がいっぱい入っていたそうです。まさか水俣病になるなんて全然思っていないから、とった魚を家のみんなで全部食べました。

あと、松浜(＊4)のおばさんたちが自転車に乗って魚を売りに来るんですよね。うちは豆腐屋をしながら農業していたから、米との物々交換で魚を買ったもんなんです。

◉――サケが一番のごちそう

子どもの頃は冷蔵庫がなかったからね。とって食べて、今度は日持ちするように甘露煮にしたり。冷蔵庫がないもんだから、肉類は一年に一回だけでした。集落で飼っている豚を屠場へ持って行って、肉にしてもらって、お正月用として集落で分けて食べました。

サケもごちそうでした。一年に一回、全部の農作業が終わってから、「庭ぼうき」(*5)っていうのをやったんです。田畑と自然に感謝し、農作業の労をねぎらい、ごちそうを食べた。ちょうどサケのとれる時期だね。農作業が終わり、農閑期になると、そのとき初めてサケを食べられるんです。

*4　松浜〔まつはま〕……阿賀野川の内水面だけでなく、日本海の外水面でも漁業を行っていた、阿賀野川河口域に位置する集落。新潟水俣病発生時は、漁業への影響を懸念して「地域ぐるみの水俣病隠し」がなされた。被害者の発掘が遅れた地域でもある。新潟水俣病第二次訴訟では二一人が原告になった。

*5　庭ぼうき……作業場をニワといい、農作業の最後に作業小屋をほうきで掃くので「庭ぼうき」といった。「庭バキ」ともいう。「稲仕事が全部終わると庭バキをした。ニワの掃除、すす掃きをし、すすは屋敷のすみにあるタイヒのところに稲ワラと一緒に積んだ。田んぼ仕事を手伝ってくれた人には、鮭の切り身を付けたご馳走をし酒を振る舞った」〔豊栄市史調査会民俗部会編 1999: 255〕。

一一月になるとサケとりが阿賀野川で始まり、そのサケを買ってくるわけです。それを囲炉裏に竹の串で刺しては、焼いて食べるんです。あの頃はサケが一番のごちそうでした。いまのキングサーモンよりおいしかった。

当時は、自給自足が当たり前の生活だったから、店もあまりなかった。私たちの集落には全然お店がなかったんです。阿賀野川の向かいの小杉というところにお店があって、お小遣いをもらうとパンツに硬貨をくるんで、阿賀野川を一〇〇メートルくらい泳いで向こう岸に行ったんです。ずっと上流に歩いて行って、流されながら向こう岸に泳ぎ着くんです。お店がないので、お菓子もそういう買い方をしていました。

自分たちの小学校、中学校の頃は、小遣いをどれくらいもらうかっていうと、(月に)五〇円だった。いまの五〇〇円かな、そういう生活でした。だから、動物性たんぱく質をとるために魚が大事だった。

◆阿賀野患者会とノーモア・ミナマタ訴訟

◉——母は言わなかった

うちの母が水俣病になったのはね、一九七二(昭和四七)年なんですよ。その頃は水俣病の診察とかもあったけれど、私は行かなかったもんね。食品会社に勤めていて、「伝染病じゃないか」と言われていたから。いま思えばね、こむら返りとかそういう症状はあったけどね、いまみたいにひどくなかったからね。

母は認定になったけど、私には水俣病になったなんて教えなかったもん。なぜ教えなかったのか。偏見・差別もありました。妹たちがまだ結婚してなかったので、「水俣病になると嫁のもらい手がいない、お嫁さんに来る人もいない」ということで、黙っていたそうです。

(母が)水俣病になったというのは人から教えられた。水俣病がその頃いかに嫌われたか。私は一九七二(昭和四七)年に家を建てたが、「山﨑さん、あんたの家、水俣御殿だよね」と言われた。それで知ったんです。

私は、のちに水俣病の運動をするようになってからは、「銭が欲しくて水俣病になったんだろう」、「体なんともないのに、なんでお前さんが水俣病なんだ」、そういうことを言われました。「金が欲しくてニセ患者になった」、「普通に仕事してるじゃないか」、「どこもなんともないよね、あれゼニが欲しくて水俣病になったんだよね」と言われるのが何よりもせつなかった。

母もそうだったと思う。それで私たち子どもにも何も教えなかった。

◉――沼垂診療所からの呼びかけ

沼垂診療所に関川智子先生というお医者さんがいる。二〇〇四（平成一六）年の水俣病関西訴訟最高裁判決（＊6）のあと、阿賀野川流域にはまだまだ潜在患者がいると、沼垂診療所が中心になって患者の掘り起こし作業をしていました。二〇〇五（平成一七）年、関川医師から水俣病の診断をしてみないかと手紙が届いた。先生が「水俣病の認定患者になっているその家族に、水俣病になっている人が大勢いるんだよね。うちに診察に来なさいよ」、「どうか診察しますから、来てください」と言ってくれて、姉と妹（5章の小町ゆみ子さん）と私、三人で関川先生のところに行ったんです。

関川先生に診断してもらったら、「水俣病ですよ」って言われて驚いたわけ。それで先生から「認定申請しますか、どうしますか」と言われて、「じゃあ認定申請しましょう」と、三人で新潟市役所の保健所に認定申請に行ったんです。

初めて認定申請してから結果が出るまで、二年かかりました。普通、三つの点が認められると認定患者になるけど、二つしか認めてくれなかった。「魚食べました。手足のしびれもあります。でもこの二つだと棄却です」と。もう一つの症状は「疑い」があったけど、認定されなかった。

それで、二年後（二〇〇七年）にまた認定申請したけど、棄却されたんです。保健所に行って、「じゃあ、私は何の病気なんですか」って聞いたら答えないの。

◉——勉強会から患者会へ、そして裁判

私たちは水俣病を知らないから、関川先生にお願いして、「水俣病ってどうしてなるのか」、「どういう病気なのか」という勉強会を先生に開いてもらうことになりました。最初は二〇〇五（平成一七）年、その後にも二回、先生に水俣病の学習会を開いてもらうんだけど、それがきっかけで、二〇〇七（平成一九）年六月、阿賀野患者会をつくったんです。沼垂診療所でチラシをつくって一軒一軒まわって声をかけてくれて、四七人が参加しました。

だから、初めは水俣病の学習会っていう感じで。三回目の学習会のとき、患者会を結成した

＊6　**水俣病関西訴訟最高裁判決**……チッソ水俣病関西訴訟の最高裁判決。関西訴訟は一九八二（昭和五七）年に不知火海《しらぬいかい》沿岸から関西地方に移住した水俣病患者が提訴。チッソ株式会社・国・熊本県を被告とした損害賠償請求訴訟。水俣病県外訴訟としては初の国家賠償訴訟［木野・山中 2001: 300］。新潟水俣病第二次訴訟を含む一連の水俣病訴訟が一九九五年の政府の「最終解決」案を受諾するなか、唯一、和解せずに裁判を続け、二〇〇一年に大阪高裁で、二〇〇四年に最高裁で国・熊本県の責任を認定する判決を勝ち取った。関西訴訟の最高裁判決は、以後の水俣病対策に大きな影響を与えた。関西訴訟の判決によれば、一定の条件があれば、症状の組み合わせがなくても感覚障害だけで水俣病と認められるが、国は認定基準を見直すことはせず、司法と行政とで判断が異なる「二重の基準」が問題になった。

らどうかという意見が出され、話し合いをしたんですが、そのときに集まったときはね、もう会長は決まっていた。なぜかっていうと、水俣病勉強会でね、いっぱい質問したわけね。私が発言を多くしたため、白羽の矢が立った〔新潟水俣病阿賀野患者会ほか編 2012b: 126〕。

一人より二人、二人より四人と、だんだん会員を増やしていきました。結成時の四七人から、一七〇人くらいになりましたでしょうか。県とか国に交渉するにしても、やっぱり大勢のほうがいい。でも、なかなか交渉がうまくいかなかったんで、「裁判をやろう」という声が出てきたんです。新潟水俣病被害者の会の新年会です。弁護士の味岡申宰《あじおかしんさい》先生(*7)と新潟水俣病共闘会議(*8)の高野秀男さん(*9)から、認定申請がなかなか認められないから裁判をしようという話が出た。

もちろん裁判は初めての経験です。裁判は本当に怖かった。裁判で金がいっぱいかかると思って怖かったし、私たちの前に裁判した二次訴訟の被害者のみなさんは裁判に一三年半もかかったんです。「私たちが裁判したら何年かかるんだろう」、「どのくらい金がかかるんだろう」、それがまず頭に浮かんだ。そうしたら弁護士の先生が、「お金の心配はしないでください。私たち頑張りますので」と言ってくれた。

それで話し合いをして裁判に出ることになった。ノーモア・ミナマタの裁判です。はじめ、裁判に出たのは二七名でした。二七名で原告団をつくって裁判に臨んだんです。だんだん仲間が増えていき、一七三人が（裁判に）加わりました。

◉——原告団長になる

阿賀野患者会のことは、会長になることも、家族から全然反対されなかったね。息子もね、一緒に暮らしていますが、ご飯食べながら話したり、日曜日に話したけれど、何も言わなかった。

でも、ノーモア訴訟で、裁判の原告団長を引き受けるときは大反対でした。唯一、大反対されたのが、原告団長になったときです。息子は「裁判をしているのは君の親父さんだろう」と言われるのが嫌だから。だけど、大反対されても、引き受けたときの思いがあって、「私がや

＊7　**味岡申宰**［あじおか・しんさい］……一九四八（昭和二三）年生まれ。弁護士。新潟市民オンブズマン初代代表。新潟水俣病第二次訴訟から弁護団に参加している。

＊8　**新潟水俣病共闘会議**……一九七〇（昭和四五）年結成。一九六五（昭和四〇）年八月に新潟県勤労者医療協会などが結成した「新潟県民主団体水俣病対策会議」（民水対）を発展的に継承。社会党や共産党、新潟県評や地区労など一五団体で結成された（のちに一七団体）。

＊9　**高野秀男**［たかの・ひでお］……一九五一（昭和二六）年生まれ。一九八三（昭和五八）年から今日まで、「新潟水俣病共闘会議」と「新潟水俣病被害者の会」の事務局を務めている。

らなかったら、誰もやらないんだよな」っていう。弟や妹たちにも反対されたし、妻も地域内で肩身が狭くなるのではないかと心配していた。

「困ったなぁ、倅《せがれ》にも反対されるし、家族にも反対されるし」と思ったんですが、「自分がやらなければ誰もやらないんだ。自分のためにやるんじゃない。みんなのためにやるんだから、いいや」と引き受けたんです。

息子と話をしない時期もあったんですが、後になると、パソコンで水俣病について調べてくれたりしましたよ。

まさか私たち、裁判やるなんて思ってもみなかったけど、どうせやるんだったら大勢の方を救えるように、全被害者救済訴訟を起こそうと。絶対に裁判に勝たないといけない。顔も名前も出さなくちゃいけないけれど、マスコミさんを利用しようと思いましてね。もう初めから応援してもらおうと思ってね。阿賀野患者会をつくって一年半くらいでしょうか、「名前と写真を出してもいいですよ」と言ったのは。

初めて新聞に出たとき、「山﨑、お前、新聞に出たりテレビ出たり、金が欲しくてやってるだろう」と面と向かって言われました。「こんなことになるんだったら名前を出さなきゃよかった」と思ったけど、もう遅いですからね。出したついでにマスコミのみなさんに大々的に発表してもらおうと。顔も全部出そう。何でも出そう。裁判ではどうせ出さなきゃいけないし。

裁判に出た頃は、集落の自治会長もやっていたんです。自治会の仲間から「お前ら金が欲しいからやってるんだ」と、何回も言われました。けど、裁判に出て、何回も新聞、テレビ、ラジオに出るようになってから、「山﨑さん、やっぱり自分のためにやったんじゃないんだ。人のために頑張ってるんだよね」と言われたのが、何よりもうれしかったですね。

裁判は和解に終わりましたけど、国との裁判のときもね、そのとき環境省は小林（光）事務次官（*10）。それが恵まれたみたい。本当に親切に、昭和電工の打ち合わせとかもやってくれたしね。事務次官はわれわれと昭和電工との間に入って、私たちに話をしに来たり、昭和電工に話をしたり、あいだに入ってくれて、なるべくうまくいくようにって。われわれの弁護団もね、「小林事務次官でよかったなぁ」と。

味岡先生に二年で終わると言われたので、それで「よし、やろう」と思ったし、絶対に勝てるからと言われて弁護士の先生に任せたから、負けなんて一切、考えていませんでした。それで、和解になりましたが、誰も死なないうちに裁判が終わったのはうれしかったですね。

和解したけど、まだまだ全被害者救済はやれる。まだ救済されずに残っている人は大勢いる

---

*10　小林光［こばやし・ひかる］……一九四九（昭和二四）年生まれ。環境官僚。二〇〇九年から二〇一一年まで環境事務次官。退官後に慶應大学義塾大学教授。

と思うんです。自分が水俣病だと知らないで、まだ医者にも行ってない人が、まだまだ大勢いると思う。阿賀野川流域ばかりじゃなく、そういう人がたくさんいると思う。水俣病患者が一人でもいるあいだは頑張ろうと思うんです。

阿賀野患者会は人数が増えていって三三〇人もいます（二〇一六年三月現在は四五五人）。まさか私たちの仲間が二七人から三三〇人になるなんて思ってもいませんでした。やっぱり数の力。一人でも多くの方がいてくれれば勇気百倍になる。

◆企業の責任

◉――水に流せば簡単かもしれないが

語り部ではね、勤めていたときの話を例に出します。食品会社で排水の係をやったんです。岡方《おかがた》第一小学校の排水検査もしました。阿賀野川の水、水道水、家庭の排水の検査をやったら、家庭の排水が一番汚かった。洗濯の水やお汁、味噌カスの混ざったものを全部捨てるから、家庭の排水が一番汚かったんです。会社の排水も処理をしなかったら本当に汚いです。会社は排水を処理して綺麗な水にしてから流すので環境を汚さない。

昭和電工も初めから注意してやっていれば、水俣病も出なかっただろうし、注意を怠ったから水保病が発生した。環境を汚すとたいへんなことになるんだよ、ということを語っています。私が東京へ行って口演したとき、「あれ（水俣病）は食品中毒だよ」と言った先生もいた。なるほど、魚食べてなったんだから中毒だよな、と思いました。いまは、食中毒になったらたいへん。行政が入って大騒ぎになる。公害を出した会社が補償するのが当たり前。

九州の水俣病がわかった時点で、昭和電工も早く対応していれば、こういう病気も出なかったと言われているんです。

だから、子どもたちにも、家庭に帰ったとき、ゴミを取って可燃物として捨てるように、と。食品残渣だよね、お汁も濾《こ》して出せば味噌カスが取れる。そういうものを流さないように、ゴミとして出すように言っています。水に流すと簡単だけどね。

私も会社では、「ゴミは全部取り除いてから水に流しなさいよ」と言っていた。「残渣は全部取りましょう」と。環境を汚す原因になるからね。水に流せば簡単だけれど、そうじゃないよ。私たちがこういう病気になったのも、昭和電工が危ない水銀を取り除かないで、流しっぱなしにしたからだよ、と伝えています。

◉——風化させないように伝えていく

水俣病は一番大きい公害病と言われています。新潟水俣病が発生して五〇年経っているけど、まだまだ終わっていません。いかに水俣病はたいへんな病気か。人が見ても水俣病かどうかはわからない、本人にしかわからない。

初期、水俣病で狂い死にした猫がいた。人間も狂い死にした。しかし、現在苦しんでいる水俣病の人は、外から見たらわからない。これがいまの私たちの水俣病。私は二回、認定申請が棄却されて、裁判をして和解したけれど、その後、二〇一三(平成二五)年の溝口訴訟最高裁判決(*11)で、症状が一つでも認定されることになった。「その判決に従ったら認定だよね」って(保健所に)言ったら、「そうですね」って。家族に患者がいて、魚食べて、症状があったんだから。

私は九州にも行きました。現地調査でチッソの会社が排水した百間《ひやっけん》排水口や、水俣病資料館(*12)にも行きました。新潟県には胎児性水俣病(*13)は一人しかいませんが、熊本には大勢います。一人で歩けない、そういう水俣病の人もいる。

でも、いま私たちが問題にしている水俣病って、重症患者ではないんだよね。それをわかってもらえるかが難しい。私たちみたいに、「傍《はた》から見たら水俣病だってわからない人が水俣病なんだ」って。耳では耳鳴りが起こっていたりする。こむら返りがあるとか、一人ひとり症状は違うけど、見てもわからないから、みなさんそれぞれの偏見が大きいんじゃないかな、と。どうしたら偏見をなくせるのかっていうのを主に話しています。

いまは福島の問題も心配しています。何十年もかかるんじゃないかって。新潟水俣病だって五〇年経っても終わっていないですし。原発（事故の問題）なんて五〇年で終わるんだろうかね。全国に「新潟水俣病問題は終わっていない」ということを伝えなくてはならないと思ったね。

前に、青森と秋田に行ってきたの。青森と秋田の人は「水俣病ってまだあるんですか」って。もう忘れられてるの。お願いしてくるの。「水俣病は終わってないです。いま、新潟ではノーモア・ミナマタ第二次新潟全被害者救済訴訟で七六人（二〇一五年六月に追加訴訟で原告数は八八名になった）が裁判しているんです」って。水俣病を理解してほしいってお願いしてきたの。原発のことだと、自分のことのように一生懸命考えている人でも、水俣病は全然わからない

＊11　**溝口訴訟最高裁判決**……症状の組み合わせがなくても、総合的に検討して水俣病と認めることとした二〇一三年の最高裁判決。水俣病認定（義務付け）請求訴訟で、原告の名をとって溝口訴訟と呼ばれる。

＊12　**水俣市立水俣病資料館**……語り部制度があることから、新潟水俣病の語り部さんが水俣市を訪ねたときに印象深い場所の一つに挙げる。水俣市にある三つの水俣病教育・情報発信の中核施設の一つ。他の二つは、一般財団法人水俣病センター相思社の「水俣病歴史考証館」、環境省の「水俣病情報センター」。

＊13　**胎児性水俣病**……胎盤を通して胎児がメチル水銀化合物を蓄積し、生まれたときから水俣病を発症する。母体より毒物が移行することから、遺伝と誤解されることがあった。新潟では胎児性水俣病患者は一名確認されているのみで、これは受胎調節が行われたからだとされる。

の。「まだやっているんですか」って。そういうこと聞くと、「子どもに教えなきゃな」って思う。

◉――三本の柱

ノーモア・ミナマタ訴訟には、三つの柱があってね。第一の柱が、加害企業である昭和電工と被害を防止できず被害を拡大させた国の責任による解決を求め、謝罪を要求すること。第二の柱が、新潟水俣病患者としての解決を求めること。第三の柱が、水俣病の被害を償うに足りる補償を求めること。この三つの柱で闘ったの。「昭和電工と国による解決を」、「水俣病患者として認めてください」、「水俣病の被害を償う補償を」と言って裁判をしました。その三つとも全部叶えられました。

やはり、われわれは「水俣病として認めてもらいたい」ということなんですよ。裁判の和解後、松本龍環境大臣（当時）と昭和電工の高橋恭平会長が新潟に来て、謝罪したんですよ。認定はしないけれど、水俣病と認めてもらったんだよ。泉田（裕彦）知事（*14）は、「山﨑さんね、日本が一番発展するときの犠牲者なんだから、大威張りしてやりなさいな」って、言ってくれてね。

それでもマスメディアは「未認定患者」というからね。いくら行政認定でなくてもね、水俣病と認められたということだから、未認定じゃない。それと、メディアはノーモア・ミナマタ訴訟のことを「第四次裁判」って呼ぶけれど、われわれは、第四次ではなく「ノーモア・ミナマタ新潟全被害者救済訴訟だよ」って言っている。こだわりがあるんですよ。われわれの裁判は違うんだよ、全被害者救済だよって。いまはね、水俣病救済特別特措法(＊15)に代わるべき救済システムができないかってね、そういうことを考えています。

＊14　**泉田裕彦**〔いずみだ・ひろひこ〕……一九六二(昭和三七)年生まれ。新潟県知事。通産省、経産省官僚を経て、二〇〇四年に知事就任。二〇〇五年に「ふるさとの環境づくり宣言〜新潟水俣病四〇年にあたって〜」を公表し、以来、新潟水俣病問題への取り組みにイニシアティブを発揮。「新潟水俣病地域福祉推進条例」制定(二〇〇八年)への流れを形成。三期を務めたが、二〇一六年一〇月の任期満了にともなう知事選挙に立候補せず、勇退。

＊15　**水俣病救済特別措置法**……二〇〇九年制定。正式名称は「水俣病被害者の救済及び水俣病問題の解決に関する特別措置法」。「これまで水俣病問題については、平成七〔一九九五〕年の政治解決等により紛争の解決が図られてきたところであるが、平成一六〔二〇〇四〕年のいわゆる関西訴訟最高裁判所判決を機に、新たに水俣病問題をめぐって多くの方々が救済を求めており、その解決には、長期間を要することが見込まれている」ことから、「公害健康被害の補償等に関する法律に基づく判断条件を満たさないものの救済を必要とする方々を水俣病被害者として受け止め、その救済を図ることとする。これにより、地域における紛争を終結させ、水俣病問題の最終解決を図り、環境を守り、安心して暮らしていける社会を実現すべく」制定された(前文)。未認定患者への一時金支給、療養手当支給、チッソの分社化などを定めた。

水俣病は、気をつけていれば起きなかった。アセトアルデヒド(*16)を作るときに排水に出たものがメチル水銀ですけど、先に九州でわかっていたので、対策さえ早くやれば新潟で水俣病は出なかったと思う。そのへんが残念。

今後は絶対に公害を出さないような世の中に、私たち阿賀野患者会も頑張っていこうと思っています。みなさんの協力をお願いしたいと思います。

*16 アセトアルデヒド……水俣病の原因になった製造プラントでつくられた。アセチレンから無機水銀を触媒にして製造される無色の液体。酢酸《さくさん》、香料、プラスチック、合成ゴムの製造に用いられた[昭和電工株式会社社史編集室編 1977: 208]。水俣病を発生させた新日本窒素水俣工場は一九六八年五月まで生産を続けた。

4

自分と同じように「わからない」人のために

語り部・山田《やまだ》サチ子《こ》さん

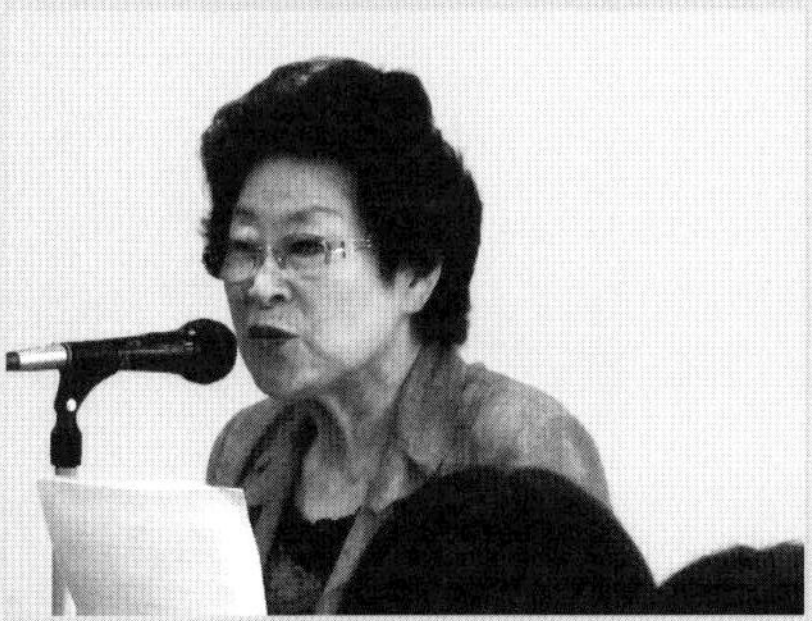

❖ 山田サチ子さん［やまだ・さちこ］

一九三五（昭和一〇）年、阿賀野川中流域の旧安田村（一九六〇年に町制施行で安田町、現・阿賀野市）小浮《こうけ》に生まれる。きょうだい五人の長女だが、上の兄は早くに亡くなった。下には妹が二人、弟が一人いる。

結婚して約一年後の一九六一（昭和三六）年から、夫の転勤により新潟県内各地に引っ越しを繰り返す。そのため、安田町で水俣病の被害者運動が行われているという情報が入ってこなかった。二〇〇七年九月、テレビ報道で自分が水俣病でないかと思いあたり、診察を受け、両親や弟が水俣病患者だったことを知る。現在、新潟水俣病阿賀野患者会副会長。

◆安田での暮らし

◉――川遊びよりも読書が好きだった

一九三五（昭和一〇）年、安田町《やすだまち》（*1）で生まれました。当時はまだ安田村でした。兄弟姉妹五人と両親のほかに、住み込みの人が二名いました。わりと大きな農家だったものですから、農作業を手伝ってもらっていたんです。

小さい頃は近くを流れる阿賀野川で泳いだり、土手の上で寝転んだりしながら育ちました。川で泳ぎも覚えました。懐かしい思い出です。

でも、朝から晩まで水に浸かるっていうことはしなかったです。私たちの集落に教員住宅があって、そこにいらっしゃった先生の子どもが同級生で、その子と一緒に遊んだりするようになったら、あまり川へは行かなくなったかな。

*1　**安田町**［やすだまち］……阿賀野川の河口から約三〇キロメートル上流の中流域に位置する。五頭《ごず》連峰と阿賀野川に囲まれ、新潟県酪農発祥の地としても知られる。一九七二年にはじめて認定患者が出た。以後、自主検診運動や行政不服申請の運動など、独自の運動が展開されるようになる（*1章―16・24参照）。認定患者数も第二次訴訟原告の人数も新潟市に次いで多い。二〇〇四年、四町村の合併で阿賀野市に。

外で遊びまわるより、どちらかというと家の中にいて、本を読んだりすることが好きでした。おとなしい性格のせいか、私は「みそっかす」(＊2)だったんですね。子ども時代ですから気の利いた本もない。おじいさんが残した『猿飛佐助』(＊3)を読んだりしていました。

◉――集落の半分は舟を持っていた

私の生まれ育った集落は小浮《こうけ》といって、七〇軒くらいあり、大半のお家が舟を持っていました。自分の家で食べるぶんだけ、(魚を)とるんですけれど、たくさんとれれば、隣近所にも分けていました。集落はみんな親戚のようなものでした。

近所からおすそ分けで魚をもらうこともありましたが、私の家では、住み込みの一人が一九〇九(明治四二)年生まれの年配の男性(西潟三郎さん)で、「ニシガタ」と呼んでいましたが、ニシガタは魚をとるのが趣味でした。漁に行っては、台所にある「ハンギリ」という、たらいの形をした桶に、とってきた川魚を入れていました。そんなんで、魚は毎日、食べていました。

川魚はとってすぐに、はらわたを出して、さばいて竹串に刺して、大きな囲炉裏で一度焼きます。毎日ではなかったけど、竹串に刺した魚が大きな囲炉裏をぐるっとひとまわりしても焼ききれないくらいあり、またもう一回焼くんです。焼いたものを味噌汁に入れたり、油で揚げて、から揚げみたいにしたり、おやつがわりでした。

小さい魚は、「雑魚《ざこ》」って呼びました。近所のおじいちゃんがときどき届けてくださってね。そうすると母が、はらわたを出さないでお鍋に入れて、味噌味で煮る。するとね、鍋ごと出てくるんです。はらわたごと食べるから苦みがあるわけ。小骨もそうだし、頭《かしら》もついたままだから舌触りがザラッとするんですよね。それが私は嫌で。

最近になって、妹と雑談していたときに、「私、あの雑魚煮嫌いだったのよ」と言ったら、妹は「そうかな、私は好きだったよ。缶詰みたいでおいしかったよ」って言いましたね。

漁業専門の人はあまりいないです。農業をしながら、阿賀野川の土手、子どもの頃は「内務省の土手」とかと聞きましたが、その改修工事に行っていたり。男の人は砂利船に乗っていたり。

昔は、阿賀野川に中州があったんですよ。中州は畑になっていて、その畑に仕事に出るときは舟で行って、そこでとれたものを積んで持って帰ったり。舟は、そういうときに使ったんじゃないかと思います。大水が出て、上流から流れ着いた流木みたいなものが中州に引っかかったりする。そういうものを積んで持って帰ってきて薪をつくり、薪を囲炉裏で焚く。舟という

＊2　みそっかす……一人前に扱ってもらえない子どものこと。
＊3　猿飛佐助〔さるとび・さすけ〕……明治期以後の忍者ものの小説などに登場する、圧倒的人気を誇る架空のキャラクター。真田十勇士の一人。

のは何かと役に立ったんでしょうね。

私はうろ覚えなんですが、妹たちが「うちにも舟あったでしょう」って。「ヤマキという屋号の入った舟があったでしょう、そういう舟によく乗って遊んだよね」と言うわけです。「私はあんまり覚えていないんだけど」と言うと、「姉さんは家にこもってばかりいたから」と。

私の実家も小舟を持っていたんですね。そういう舟でニシガタも魚をとっていたのかもしれません。

◆「役立たず」と自分を責めた

◉——体調が悪い

一九五四（昭和二九）年、高校を卒業してすぐに役場に勤めたんです。体調が悪くなったのが一九五八（昭和三三）年です。仕事をしていても、「何かおかしいな」と思って。めまいがしたり、手の指が少し曲がったり。おかしいのね。重いものを持っても力が入らないというか。仕事で、和紙で綴じられていた土地台帳とかを、役場の土蔵から出し入れするのに、普通なら二、三冊持てるのに、だんだん痛くて手に力が入らなくなって。

ある日、具合が悪くなり、土蔵で台本を二冊抱えてうずくまっていたら、たまたま保健婦さんが来られて、「どうしたの？」「何かおかしいね」と頭を触られて、「熱もあるわけではないし」って。

役場に休暇をもらって、二週間に一回のペースで、三か月、検査に通ったんです。いろいろな検査をして、慢性の多発性の関節リウマチと診察されました。関節の指先のほうが痛かったし、しびれもあった。足も痛かった。私の歩く姿がおかしかったそうです。「だいぶ重症だし入院しなさい」って、「紹介状を書きますよ」ってことで、少し大きな病院に入院したんです。

一年くらい経ったときに、飲んでいた薬の副作用で、口の中に大きい口内炎ができまして、食べると口の中がすごく痛くなって、食事中に涙がポロポロ出るんです。味もわかりません。実は陰部にも潰瘍ができ、婦人科で診察したら「薬の副作用だと思います」。聞いたとたんに、薬を飲むのをやめました。その薬はステロイド剤（＊4）だったとあとでわかりました。

私は入院しているのが嫌になって、薬も飲みたくなくて、当時の院長にも引きとめられたんですけど、一年三か月でむりやり退院して、家でゴロゴロしていました。薬を飲まなくなったら、口内炎や潰瘍が出なくなったんです。何とか普通の生活ができるようになりました。

＊4　**ステロイド剤**……副腎皮質ホルモン（コルチゾール）とほぼ同じで、免疫抑制や抗炎症作用などがあり、広く用いられているが、さまざまな副作用にも注意が必要になっている。

◉——結婚してからの生活

めまいとか貧血がひどくて、結婚生活に耐えられるかな、と不安でしたが、恋愛して、仲人さんをたてて、一九六〇（昭和三五）年、二五歳のとき結婚しました。夫はほぼ二年おきに新潟県内を転勤する仕事で、結婚して一年後に新発田《しばた》に引っ越しました。新発田市に住んでいた一九六二（昭和三七）年に子どもが生まれて。その後は、高田（旧高田市、現・上越市）、新潟（市）、佐渡、長岡、また新潟と、引っ越しばかりしていました。

めまいとか、いろいろと体調が悪かったんで、引っ越した先で病院にかかるんですね。特定の主治医にかかり続けることができませんから。そうすると、行く先々の病院で、「自律神経失調症だと思います」とか、「リウマチの疑いがあります」とか、診断が違うんです。「貧血」とか「甲状腺炎」という診断もありました。全然、病名がはっきりしないんですよ。これといったお薬もない。

新潟（市）に住んでいたときに、すぐそばにがんセンター（新潟県立がんセンター新潟病院）があって。症状と関節リウマチだと診断されてきたことを説明したら、先生が「あのね、あなたはね、関節リウマチではないと思います」って。「関節リウマチだったら、だいぶ経っているんだから骨が変形したり、そういう症状がありますよ」って。

骨の変形はないし、潰瘍の話をしたときに、「目の、白目のところにも潰瘍ができましたか」って質問されたので、「私、ベーチェット病（*5）なんですか」と聞いたんです。「いや、そうじゃないですけれど」で、終わりました。

病名もはっきりしないでしょ。だんだんと私、自分に自信がなくなってね。とにかく貧血があって、めまいがあってみたいな。ずっとそんなことで来てね……。「本当、私は役立たずだ」とか、ずーっと自分を責め続けてきた。

私がなるべく辛いのを外に出さないようにしていても、小学生の子どもの目から見ても具合悪そうだなって思うらしいんですよ。とくに朝は具合が悪かったんですね。それで、「いいよ。ご飯なんて。何でもあるもの食べていくから寝てて」とかね。そんなことで「家族がさびしい思いをしてるんだろうな」、「なんて私は役立たずなんだろうな」と自分を責めてきたんです。

子どもは一人、たった一人。一人しか育てる気力がなかったの。一人育てるのであっぷあっぷしていましたね。しかも引っ越しがあって、転校だの何だのってやっていると、二人目なんて気力がわかなくてね。結局は私のわがままだったんですね。だから、いまになって子どもに

---

*5　ベーチェット病……目や口腔内など皮膚粘膜に炎症を起こす原因不明の病。一九七二年に厚生省が難病指定。

「悪かったね、きょうだいがいなくて」と言うんです。「いや、別に」なんて言ってくれますが。

◆水俣病なんて眼中になかった

私は水俣病なんて全然眼中になかった。聞く耳を持っていなかったっていうのかなあ。川魚を食べたこと自体、忘れていましたから。おいしかったかと聞かれれば、アユとかモクズガニ（＊6）、そんなのがおいしかった。あとはコイとかフナとか。雑魚煮なんていうのは苦くて嫌いだった。でも、当時は戦後の尾を引いていますよね、農村地帯とかはとくに。私の家は農家でしたから、現金収入があるわけじゃない。あるものを食べる。たまには自転車で街まで買い物に行きますが、スーパーもない時代ですから、買ってくるものはたかが知れている。たまに筋《すじ》子《こ》や魚肉ソーセージね。自分の家でつくる野菜を食べて、自分の家でつくるお米を食べての生活ですよね。

◉——遠くなっていた安田町

それに引っ越しばっかりしていて、私が生まれ育った安田の状況がわからなかった。私の実家も、農家を継ぐ人間がいないからって、昭和の四〇年代に、新潟（市）へ引っ越しているんです。うちの父も、どっちかというと怠け者で、村会議員だの、やれ農協の役員だのＰＴＡだのと、農家の仕事をまじめにする人じゃなかった。仕方がないから、母が人を頼んで農家を切り盛りしていたんだけど、子どもも農家を継ぎそうもない。

そこで、新潟市内に出ていた弟が親を呼び寄せて、安田を引き払ったんですね。実家に帰るって言うと新潟（市）に帰る。そうすると、私たちはなおさら安田のほうの状況が何もわからない。親戚はいっぱいいるので、お葬式なんていうと（安田町に）行きますけれど、そういうところで水俣病の話が出るわけない。話題にものぼらない。

◉——何も聞かされていなかった

だからね、両親もいつ認定されたかわからない。おじさんやおばさんも認定されたというけれど、細かなところは何もわからない。

私が新潟（市）にいた頃、両親ががんで入院だの退院だの（繰り返し）していたので、病院まではしょっちゅう通っていました。母の入院が先で、そのあとで父も。何かあると、私に来てくれと電話があるんです。けれども、水俣病だってことは、忘れていたのか、故意になのか、

＊6　**モクズガニ**……カワガニともいう。袋網やカニ籠などでとる［新潟水俣病共闘会議編 2002: 36］。上海蟹と同属で、味も近い。

全然言いません。

母ががんであと数か月というときに、「丸山ワクチン（＊7）を使ってみたい」と言いましたので、母を連れて東京に通いました。経費だの小遣いだのと、もらっています。そのときは父が入院費などの面倒をみていると思っていました。その後、父が入院したときには弟が入院費とかの面倒をみていると思っていました。

一九四〇（昭和一五）年生まれの弟も、二〇〇二（平成一四）年に亡くなったんです。私が弟のお嫁さんに「たいへんでしたね」とねぎらったら、「すい臓がんで入院していたけれど、水俣病の手帳（＊8）を持っていたから医療費がかからなくて助かった」と言われたの。でも、それを聞いても「そうなの、じゃあ、お金の面では助かったね」なんて。私もお嫁さんもそれ以上は何も言わないし、妹たちも「それはよかったね」で終わり。

水俣病はね、津島屋だの松浜だの下流で問題になっているときに、新聞か何かでボテフリ（＊9）の写真とかを見たことはあるんですよ。あるんだけど、安田のほうで水俣病で大騒ぎしているなんて、わからなかったですね。結婚して安田を出てからのことはまったく。

たったひとつ、引っかかることがあるんですね。一九七二（昭和四七）年頃だったかな、父が私ら子どもたちに、「俺たちが元気なうちに少しずつお金を分けてやる」って言って、いくらかまとまったお金をもらったことがあるんです。安田にあった家とか田んぼとかを処分して、いくらかまとまったお金を持っていて当然と思っていて、私たちも子育てでそれぞれに喉から手が出るくらいお金が欲しかった時期だから、「ありがとう」ともらった。

いまになって、妹たちと、「きっとあのときのお金だ！」と。認定されて、まとまったお金が入ったから分けてやるとは言えないわけですよね。

◉——沼垂診療所の診察

弟が亡くなってちょうど五年ですよね。二〇〇七（平成一九）年九月の夕方のニュースを見ていたときのことです。「自分でも気がついていない『隠れ水俣病患者』がたくさんいる。心

＊7　**丸山ワクチン**……一九四四（昭和一九）年に松山千里博士が皮膚結核治療薬として開発したワクチン。のちにがん治療にも効果があるとして注目される。

＊8　**水俣病の手帳**……水俣病患者らが持つ手帳。水俣病に認定された患者は補償協定に基づき、加害企業から医療費全額や各種手当が補償給付される（新潟水俣病の場合は「新潟水俣病患者受診証」）。一方、水俣病とは認定されていないが「水俣病総合対策事業」や「水俣病救済特別措置法」（特措法）で救済された人は、医療費の自己負担分や療養手当などが支払われる。「医療手帳」（＊2章—9）、「保健手帳」（特措法後に「水俣病被害者手帳」に切り替え）、「水俣病被害者手帳」があり、手帳の種類によって給付内容が異なる（＊巻末資料「水俣病救済制度の推移」参照）。

＊9　**棒手振り**［ぼてふり］……天秤棒にかついで魚を売り歩く人のこと。

当たりのある人は検査を受けてください」という報道がありました。

それでハッと思って、夕食の準備の手が止まりました。そういえば弟が水俣病の手帳を持っていた、と思い出して。一晩中、眠れませんでした。というのも、何十年も体調不良で過ごしてきたから、とても不安になって、検査してくれる機関が沼垂診療所だと聞いたので、電話番号を調べて診察の申し込みをしました。それから三週間後、沼垂診療所の先生に診察していただいた。

申込書に住所歴、出生歴、家族歴とかを書く欄がありました。生まれ育ったときの家族の状態とか、全部、書類に書いて出しました。そのときに先生が、私の診察申込書を見て、「あなたは弟さんから何も聞いていなかったんですか？」とおっしゃる。

「なんでしょうか？」と聞いたら、「あなたのお母さんもお父さんも認定されてますよ、弟さんは私の患者さんでしたよ」と。私の両親も弟も、家族の誰も水俣病なんてことはおくびにも出さなかった。全然聞いたこともない。私はなんて言っていいかわからない。「父も母もがんで亡くなっているんですよ」と言ったら、「亡くなられた直接の原因はがんでしたが、水俣病の症状を持っていらしたんですよ」と。

それで私は、自分の体調をお話しさせていただいたんです。先生は、「それが水俣病の症状なんですよ」とおっしゃった。両親はなんで水俣病のことを話さなかったのか。情けないやらで、すごく落ち込みました。「なんでうちの親って……」と関川先生に言ったら、「そうじゃないんですよ。当人にすれば、本当にたいへんなことだったんですよ。水俣病なんて人前で話せないと同時に、それ以上に、子どもたちに話せない病気でした。子どもに話したら、子どもたちの人生がどうなるか。あそこの親が水俣病だったなんてわかれば、子どもたちが世間的にどんなに嫌な思いをするか。だからとても話せることじゃなかったんですよ」と、教えられました。

私は知らなかったけれど、妹たちは水俣病のこととか、分家の人たちが認定されたことも、ちらっとわかっていたみたい。何も知らないのは私だけだったの。

◈水俣病なんて「みばわるい」話

◉——同じ症状の人が大勢いると思うと気持ちが楽に

一年のうち三分の一くらいは頭痛がある。しょっちゅう、頭が痛いんです。日本海側が荒れて、風が吹く頃が、一番せつない。それから視野も狭いんです。怖い思いもしょっちゅうしています。大きなケガはないけれど、階段を踏み外すとか、人にぶつかって歩くとか、電柱にぶつかるとかね。

東京駅とかも四方八方から人が来るから、ぶつかって睨《にら》まれることもあるんですね。だから、阿賀野患者会の行動で東京に行くときは、事務局の人の足元を見てずっと歩く。でも足元を見ているとどこに向かっているのかわからない。標識を見ていると足元が見えない。あと一番失礼なのは、人に会っても知らん顔してしまうんです。私の同級生が新潟の駅の改札で待っていてくれたんだけど、脇をすり抜けて行っちゃったんです。

視野が狭いとスーパーで買い物もできないですね。品物とか見つけられないし、手の力がないから買い物をしても持つ力がない。いっぱい買えないから、最小限度で買ってきます。舌もしびれているし、唇もしびれている。だから私の話はときどき、おかしなことになる。味がわからない。ときどき、こむら返りもあるし、足の脛《すね》とか左手が引きつる。めまいや立ちくらみがある。一年中、夏でも手足が冷たい。……（症状を）挙げていくときりがない。

語り部で話すときは、どうしても症状の話が多くなるの。恨み辛みみたいなもんで、いままで何だかわからないでずっと来た、その症状を聞いていただきたい。何だかわからないので、ずっと自分を責めてきた。「なんて私は意気地がないんだろう」とか。それなので、症状の話をすると、ずらずらと長く話してしまうんですよね。

私はね、「やっぱり病気だったんだ」とわかると、気持ちが楽になったんです。同時に「私だけじゃなかったんだ」、「同じ症状の人が大勢いたんだ」と思うと気持ちが楽になりました。

阿賀野患者会ができていたからでしょうね。同じ悩みを抱えた人と話をしていくなかで、「水俣病なんて知らなかった」、「親は何も話してくれなかった」と言う人が大半でした。そういう人たちと話をするなかで、「そうか、たいへんなことだったんだ、気軽に水俣病のことを話せる世間（＊10）でなかったんだ」ということを知りました。

知ると同時に、私みたいに何も知らないで、いろいろな体調不良を抱えている人がいるんじゃないかと思いました。

◉——「みばわるい（みっともない）病気」

私たち（阿賀野患者会）は、水俣病の裁判（ノーモア・ミナマタ訴訟）と同時に、隠れた水俣病の患者さんたちに、「どうぞ具合の悪い人は診察を受けてください」、「どうぞ手を挙げてください、水俣病の勉強会もしています」と呼びかける活動をしてきました。

私も「患者の掘り起しだ」と言ってマスコミに顔写真を出したりすると、親戚が「頑張っているね」というわけ。「あなたたちも診察を受けてみたら」と声をかけたら、とんでもない。とうの昔に、みなさん受けていた。どの時点で救済を受けたのかはわかりませんが、「実はね」

＊10 世間［せけん］……阿賀野川流域では、ムラウチである集落の外を指して「世間」と呼ぶことが多い。

という話になる。

妹たちも誘いました。すぐ下の妹も、はじめは嫌がっていましたが、症状が重いと感じていたので「私も診察受けてみる」って。末っ子は「私は嫌だ」って、八か月ぐらいでしょうか、診察を拒んでいました。親と長くいたので、水俣病が集落で大騒ぎになっているのをわかっていたせいか、診察を嫌がったんです。「水俣病なんて、みばわるい（みっともない）病気だ」って言うんで。

診察をしてくれる関川智子先生が、「もうちょっと時間を置きましょう」って言われたので、頃合いを見計らってまた誘ってね。それで、私も「（潜在患者の）掘り起こしだ」って騒いでいますから、妹も仕方ないと思ったのか、診察を受けました。関川先生のところに連れて行ったら、私よりずっと症状が重い。関川先生とお話ししていくと、やっぱり妹のほうが、親のことについてもくわしいんですよ。

妹たちには二人ずつ娘がいるんですよ。その娘たちがみんな、お姑さん、お舅さんがいる家へ嫁いだ。そうすると、その嫁ぎ先に「うちの母親は水俣病で、認定じゃないけど、その症状があって手帳持っています」なんてことを知られて、子どもたちに肩身が狭い思いをさせたくない。

それが受診を拒んだ理由でしたね。水俣病なんて「みばわるい」んですよ。そんなみっともない話は嫌だと。みっともない病気になったのは、なったほうが悪い、みたいな話がありましたからね。

妹たちは、私みたいに無邪気にしていませんけど、私は「わかったら、わかったでいいじゃない。別に泥棒しているわけじゃないから」と考えています。私は患者会として動いても差し支えないし、親戚の誰かに何かを言われることもない。でも妹たちは、娘の嫁ぎ先のことがあるから、あまり表には出たくないって言います。

引っ越しばかりしていたせいもあるけど、私は知らないなかに平気で飛び込んでいける。ご近所さんに「ちょっと出かけてきます」とか言います。人の口に戸は立てられないかもしれないけど、いま住んでいるのが水俣病とまったく関係ない地域だから、黙っているのもあれかなと思って、八〇パーセント理解していただくだけでいいからと、ちょっとだけ話します。

◉――ハレの場に出て行けない

小浮はね、全部が親戚みたいなものなんですよ。本当に大勢、同じような方がいらっしゃると思う。認定されている方も多いようです。それで、その子どもさんには、認定じゃないけど、私らみたいに手帳をいただいている人も大勢います。掘り起こしによって、ごく最近入られた、私たちから見ると子ども世代の人がね。

私はわからない人なんだけど、向こうは私の顔がわかってくださったり、だいぶ年が違うんだけど、私の一番下の妹と「同級生でした」とか言ったりね。もしくはもっとその年下でしたとかいう、いま五〇代の人たちも阿賀野患者会に来られて、申請して、たぶん手帳をもらわれたと思う。

患者会の集まりになると、私のことはわからなくても、親と一緒に最後に安田を離れた妹の顔を見つけて寄って来てくださるの。あの集落、ほとんど全部、被害を受けていますよ。

こういうことを聞いたことがあるんです。小学校四つあったなかで、同窓会での集まりが悪いのが私らの地区(大和小学校)。私らの地区の男性が一人も出てこない。女性は結構集まるんです。なんで出てこないのかわからなかったから、地元のいとこに聞いてみたけれど、口を濁すんです。でも、よくよく聞いてみると水俣病が絡んでいる。認定されて手当もいただいていると、「ハレの場所に出て行けない」んだそうです。引け目を感じているんでしょうかね。

新しく患者として出てこられる七〇歳くらいの男性は、いままで出てこなかった(患者として名乗り出なかった)人たちです。あと、症状がありながらも、何かしらの仕事をされている方。もう少し前だったら、普通に仕事してたんじゃないかな。それで診察受けようって気にもならなかったんじゃないかしらね。年をとったことも手伝ってかはわからないけど、徐々に具合悪くなったりして、診察受けてみようと思ったのかもしれないけど、いまは六〇歳から七〇歳くらいの男性が多いです。

◈みんなの後をついていった

◉――裁判の原告に

ノーモア・ミナマタの裁判に加わったんですが、裁判は、とにかく何がなんだかわからないなかで、みなさんの後をついていったというだけですね。「認定申請を」ということで、大学病院でいろいろな検査とかをして、段取りを踏んでの提訴で、ノーモア・ミナマタの第一次訴訟に加わったんです。途中で和解というかたちになりましたけどね。

その当時は、会長さんと私で環境省まで一生懸命行ったんですよ。弁護士の先生の後を、ただついていっているだけ。弁護士さんが裁判について話してはくださるんですよ。だけど、それが呑み込めなかった。

でも、和解になったときは本当にうれしかったですね。本当に全員が生きているうちに（救済の）対象になりましたからね。そのときやっと、小武節子さん（1章）たち、新潟水俣病第二次訴訟の方々のご苦労が理解できたかな。

自分がやってきたことは、後にならないとわからないものですね。渦中にいるときは、自分たちが何をやっているか、わからなかったです。

◉――語ることで患者の掘り起こしを

裁判が和解して、自分のことについては満足しています。ありがたいと思っています。でも、これで患者の救済が終わりです、ということに納得できないし、とにかくずっと、何らかの救済が続いてほしいと思っています。

和解が成立したときね、県外に住んでいる息子が、マスコミで和解の内容を知って、「五〇年も苦しんできたのに、これで納得できるの？」と言ったんです。私は、「患者会に入って、大きな財産をもらった。満足している」と言いました［新潟水俣病阿賀野患者会ほか編 2012a: 132］。

語り部もしていますが、私みたいにまったく何もわからない方がいらっしゃるんじゃないか、私が語ることで隠れている方の掘り起こしになればと考えています。

阿賀野患者会ができて間もない頃、最初にびっくりしたのは、新潟水俣病共闘会議がどういうものかわからないときに、共闘会議からの呼びかけで、いきなり「新潟ユニゾンプラザで会議があるから」って、私ともう一人に「出席してください」って言われて、よくわからないけど行ったら「そこでしゃべってください」って言われてね。びっくりして何をしゃべっていいかわからなくて、あそこで肝を冷やしました。

人前で話したこともなかったのですが、「患者会は、世間のみなさまに支援してもらわないといけない。それで『支援してください』だけではダメなんだから、患者もみなさんの前で訴えないといけないんだよ」って言われて。それから、お話をしたんですね。上手にだましてもらいました。

それから、あちこちでお話をして、語り部もするようになりましたけど、小学生とかにお話をしていて、「理解してもらえたかな」という不安も常にあるんです。反応がどうなのかがわからなくて。大人の方とかは、反応がちょっとわかるかな。語り部をしていて、「さすが」って思ったことがあります。新発田高校(＊11)の理数科の生徒さんだったかな、本当にね、食い入るように話を聞いてくださったの。すごい真剣さっていうのが、メモをとりながらですけど、空気が違う。あれには感動しましたね。

はじめのうちは、何を話したのか、わからなくて恥をかいたこともありました。いっぱい恥

＊11　**新潟県立新発田高校**［しばたこうこう］……理数科一年生（四〇名）の授業「科学と社会生活」の一環として、水俣病の学習を実施している。科学の発展が社会生活にもたらした影響を知り、科学に携わる場合に求められる倫理観を養うことが目的。授業内容は、地歴公民科教諭による一時間の事前学習、校外学習（午前に福島潟・福島潟自然学習園での野外実習、午後に「環境と人間のふれあい館」で新潟水俣病に関する学習）、事後レポートとなっている。

をかきました。でも、小武さんとかの苦労も知って、私も（患者会の）会長のうしろに隠れながらも、なんとか後をついていこうと思っています。

5

一〇〇人いれば一〇〇通り、一〇〇〇人いれば一〇〇〇通り

語り部・小町《こまち》ゆみ子《こ》さん

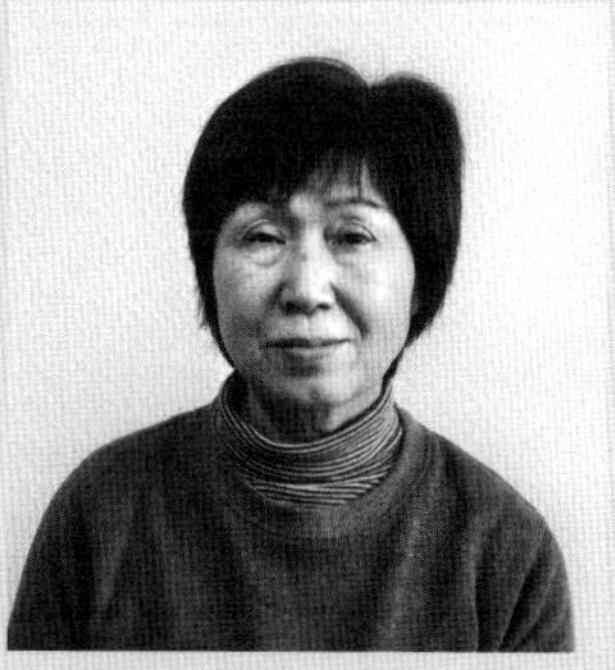

❖小町ゆみ子さん［こまち・ゆみこ］

一九四九（昭和二四）年に旧岡方村《おかがたむら》（のちの豊栄市《とよさかし》、現・新潟市北区）太子堂《たいしどう》で生まれる。一九七二（昭和四七）年に結婚して新潟市に移り住んだ。現在、夫と息子の三人暮らし。

二〇〇五年に自分が新潟水俣病だと知り、新潟水俣病阿賀野患者会に加わった。二〇〇九年に新潟水俣病の四番目の訴訟である「ノーモア・ミナマタ新潟全被害者救済訴訟」の原告となった。阿賀野患者会の会長であり、ノーモア訴訟の原告団長であった山﨑昭正さんは、小町ゆみ子さんの兄である。

◆子ども時代の阿賀野川

◉——あの頃の風景

私は阿賀野川下流の太子堂《たいしどう》というところで生まれました。子どもの頃は自然豊かで、馬や牛、ヤギが一日中放牧されていました。

家から阿賀野川までは、歩いて一五分から二〇分で行けます。阿賀野川は福島県から流れてくるので、豪雨のときとかすごい水量ですよね。しばらく濁っています。きれいになるまで何日かかるかな……。でも、普段は澄んでいます。いまもそうですし、水俣病が起こったときも変わらずきれいな川でした。

子どもの頃は、よく遊びに行きました。水に浸かったり、泳いだり。大きい中州と小さい中州があって、木が生えて藪《やぶ》になっているところもあるんです。その二つの中州を行ったり来たり、「探検ごっこ」なんてね。

中州のまわりは流れが緩やかだったんですけど、ちょっと向こう側へ行くと、(流れが)速いところがありました。そこでシジミ貝をとっていましたね。夕食の味噌汁にして食べました。

川の水はきれいで、夏は水量が減り、透明度が増しました。当時はプールがなかったので、みんな阿賀野川に行っていました。高学年になると、体育の授業で阿賀野川に行って泳ぐこともありました。私の集落の中州は、砂場が一番広くて、泳ぐのにちょうどよい場所でした。先生と一緒に泳ぐというより、ビーチボールで遊んだり、男の子はキャッチボールをして。そういう思い出があります。

子どもの頃に遊んだ中州は、いまはもうないです。子どもが阿賀野川で遊んでいるのは見ないですね。木も伐採されて、整備されて。堤防からは、藪があって見通せなかった阿賀野川も、いまは見通せるようになりました。風景が変わってしまっています。昔の思い出がなくなっていくようで、少し残念ですね。

◉――缶けり、鬼ごっこ、かくれんぼ

いまの子どもたちは、どこで遊ぶんだろうね。私たちは隣近所の庭で遊ぶことも多かったんですけど。お寺でも遊びましたね。そこで、かくれんぼ。木があって隠れやすかったんです。馬乗りも。電信柱につかまり、腰のまわりにつかまって、何人もつながっていくんです。女の子も男の子もね。

浄應寺《じょうおうじ》(＊1)というお寺で、ここには農家の子どもを預かる保育園があったんです。一時保育ではなく、小学校にあがるまで預かってくれるところ。私は家から歩いて行けましたが、遠くからも馬車で送ってもらって子どもが来ていました。リヤカーを大きくしたような荷台をつけた馬車で、昔はこれに稲を積んで運んだんですよ。まだ、車がなかった時代だったので。

住職の奥さんがオルガンを弾いて、それに合わせて歌ったり、境内がとても広くて、わりと自由に遊ばせてくれました。ブランコもあって、竹の登り棒があって、鉄棒もあって。運動する遊具を作ってくれたんですね。

お寺だったので、気を静めるためにお堂に集まってシーンとしたなかで、住職さんは厳しいときはすごく厳しくて……。そういう規則というか、けじめをつけるということを教えてくれた保育園だったと思います。

ここで、兄はボーイスカウト、私はガールスカウトに参加し、奉仕活動をしていました。

◉——兄と川魚

男一人、女四人。私は四番目の子どもです。父は私が二歳のときに事故で亡くなっています。じいさん、ばあさんも小学校低学年のときに亡くなりまして、姉と兄が家計を助けるようにな

*1　**浄應寺**［じょうおうじ］……真宗大谷派の寺。第一三代住職の護山孝寿《もりやまこうじゅ》が保育園を経営していた。寺の境内には護山の胸像が建立されている。

りました。私はまだ小さかったので、手伝うこともできませんでした。姉と兄が母を助け、家計を支えたんです。

それから兄が阿賀野川で魚をとり始めました。中学一年生のときでした。わたしはまだ小学校の低学年で、兄について行くことはありませんでした。

兄は、魚をさばいたり、おやつを作ったりしてくれました。私の家は豆腐屋をやっていたので、母が料理の支度をすることはあまりなかったと思うんです。おばあさんは料理が得意ではなかったので、手のあいている兄と姉が順番で台所を担当していたんですよ。

当時は、どこの家も自給自足でした。私たちにとって、阿賀野川の魚が、一番身近にあるタダで食べられる魚で、貴重なタンパク源だったんです。豆腐屋だったので、「豆腐を食べればいいじゃないか」と言われたこともありますが、それは収入源だったから、豆腐屋でも豆腐はなかなか食べられませんでした。魚が一番のごちそうだったんです。

阿賀野川にいる大きな魚がニゴイで、うちではお刺身にして食べました。もう忘れちゃったんだけど、白身魚であっさりしていたと思います。

コイなどの川魚は「ドブ臭い」とか言われてましたけど、そんなことないです。体が温まるということで粕汁《かすじる》にして食べていました。鯉汁《こいじる》とかそういうのは、赤ちゃんを産んだ人は、母乳の出がよくなると言って、いっぱい食べさせてもらったそうです。

また、小さい魚はから揚げにして食べていました。私はから揚げが一番。大好きでした。

兄はね、まだ中学生でしたから、自分のとりやすい方法を考えたんだそうです。農家でしたので、春先に田んぼに水を入れるために用水路の口を開けるんですね。そうすると、魚が水と一緒に入ってくる。年中、魚はいるんです。だから、年中とったんだそうです。田んぼにフナとかが泳いでいるのがわかるんです。

兄は、夕飯を終えてから身支度をして、暗くなってから一斗缶、カンテラ、バケツ、網などを持って出かけるんです。

携帯用のランプで、カンテラというのがありました。カンテラで灯をとって、一斗缶で魚をとります。一斗缶は、底をくり抜き、缶の上部に木を渡して取っ手をつけたもの。家が豆腐屋だったので、ニガリが入っている一斗缶がたくさんあったんですね。ものづくりが大好きな兄は、一斗缶で魚とり道具を手作りしていました。

魚は暗いところでは泳げません。暗くなると寝ているんだそうです。魚をつかまえるときはカンテラで照らして、「いたな」と思うと魚に一斗缶をかぶせ、手づかみでバケツや網に入れて持ち帰っていたのだそうです。で、朝、目が覚めると、たらいの中にたくさん、いろんな種類の魚が泳いでいるんです。

休みの日には、釣竿を持ってとりに行きました。学校とかがあったので、毎日ではありません。毎日行けなくても、母の実家が、自転車で二〇分か三〇分くらいかな、よく魚を持って来てくれました。また、行商のおばさんが、それこそ一時間かかるけれども、自転車でよく売りに来てたんです。だから、ほとんど毎日のように食べていました。お金のないときは物々交換で、うちはよくお米と交換していたそうです。

◉――高校生になる頃まで食べていた

昭和電工からカーバイド残渣が流れ出て、阿賀野川の魚が大量に浮いたことがありました。一九五九（昭和三四）年でしたか。保健所から「阿賀野川の魚を食べていた人は食べないでください。また、届け出てください」と連絡があったそうです。

だけど、私たち子どもは学校へ行っていたり、兄とか姉は会社勤めしていたりで、みんな朝早いものだから、そういうことまでは知らなかったんです。そのときの魚も、塩漬けなどにしてしばらくは食べていました。

私が高校生になる頃まで、汚染されているともわからず阿賀野川の魚を食べていました。新潟水俣病が発生してからは、川魚をとって食べてはいけないことになりました（*2）。食用規制が出されてからは、阿賀野川の魚はとっていないと思うんです。くじらの缶詰や、魚肉ソーセージを食べていました。隣に住んでいた親戚が乾物屋を営んでいたので、そこで買って食べていたと思います。

一九七八(昭和五三)年ですか、阿賀野川の安全宣言(＊3)が出されてからも、食べていませんね。いまも、川魚は食べないです。やっぱり昔のイメージがあって。それに、川魚ってあんまり売ってないんですよね。スーパーでも川魚はないです。たまにコイとかは売っていますが、阿賀野川のコイはないです。漁業権を持っている方も、後継者がいなくて、とっていません。

＊2 **漁獲規制と食用抑制**……一九六五(昭和四〇)年六月二八日、新潟県は各漁業協同組合に対し、阿賀野川下流域(横雲橋《おううんばし》から河口までの約一四キロメートル)で魚介類を採捕しないよう自主規制を通知し、七月一二日には食用規制指導を行った(同年八月三〇日にサケ、マス、アユなどの遡河性魚類については採捕禁止を解除)。翌一九六六(昭和四一)年四月には、上流の魚からも多量の水銀が検出されたことから、横雲橋上流でも漁獲規制を実施し、住民に川魚を食べないよう指導したとされる。しかしながら、当初は被害発生地域を下流域に限定してとらえ、規制範囲を下流域のみとしたため、結果的に上流域の被害が拡大し、のちに未認定患者が多発する要因の一つとなった。また、食用抑制の行政指導は法的規制によらなかったために徹底されていなかったと指摘されている[関 2003: 31–35; 飯島 1999: 18–21]。

＊3 **阿賀野川の安全宣言**……「阿賀野川水銀汚染等調査専門家会議」の指導に基づき行われた「阿賀野川水銀汚染総合的調査」の結果を受けて、新潟県が一九七八(昭和五三)年四月に出した安全宣言。これにより、魚介類の食用抑制は解除された。安全宣言に先立って、鹿瀬《かのせ》電工(旧昭和電工鹿瀬工場)排水口付近の浚渫《しゅんせつ》工事も行われた。

阿賀野川のニゴイとかウグイとか、とっている人はいないと思います。

◆学んでわかった水俣病

◉——水俣病って何?

二〇〇五(平成一七)年、母の主治医だった関川智子先生から兄に手紙があって。「お母様は水俣病患者でした。同じ阿賀野川の魚を食べていて、みなさんそれぞれ水俣病にかかっているのではないでしょうか。症状が出ているのではないでしょうか。一度診察に来てみてはどうですか」という内容だったそうです。それで、初めて水俣病を知ったんです。五五歳になったくらいのときですね。

水俣病を知らなかったので、「水俣病って何だろう?」、「どういう病気なんだろう?」、「私たち子どもが水俣病?」、「いくら魚を食べていても、自分が水俣病になるものだろうか?」という感じでした。

沼垂診療所に診察に行ったのは八月頃でした。診察では、関川先生が筆で顔とか指先を触っていくんですよ。「どこが一番感じますか」とか。

洋裁をするときにギザギザの印をつけるやつで、ちょこっと触ったりとか。綿棒や鉛筆で唇を触って「何本に感じますか」とか。ポンと押すとブルブルって震える楽器のようなもので、「どのくらいのところまで聞こえますか」とか。指を立てて「どのへんまで見えますか」とか、「自分で歯を触ってください」とか、目をつぶって片足立ちとか、そういう細かい、いろんなことを。

また、関川先生が記憶を引き出してくれるんです。「子どもが生まれたときはどうでしたか」とか。いつからそうだった（症状があった）のかは、水俣病に対する知識がなかったので、先生に診察してもらって、初めて「何歳のときはどうでしたか」と聞かれて、勤めていたときはあまりわからなかったし、「そういえば、子どもを産んで抱っこしていたとき、すごくしびれたな」とか。そう言うと、「そのときから症状が出ていたんだよ」って。本当に無知だったと思います。

そういえば、小学校高学年のとき、普段歩いていたり、運動会とかになると、足がカクン、カクンってなるんですよ。何にもしていないのに、足がカクンとなったり、つったりして。ほとんど毎日駆けずりまわっていたので、「体が疲れているんだな」、「遊びすぎているからかな」と。保育園のときから魚を食べ始めて、それが少し出てきたのが症状の始まりかな、と。

その後、本当に症状が出始めたのは、子どもを産んだ二一歳のときから。すごく指先がしびれ始めたんです。

水俣病になると神経がやられて、いろいろな症状が出るんですよ。関川先生に「一〇〇人いれば一〇〇通り、一〇〇〇人いれば一〇〇〇通りの症状があるんですよ」って言われて、すごく怖い病だなって思いましたね。神経をやられるって聞いても、私は医学的なことはわかりませんから、「どこの神経がやられるんだろう」って。

◉——関川先生の診察と大学病院の診察

関川先生は、すごく気さくで、優しい人です。なんでもざっくばらんに話せて、「先生」という感じには気取らない。診察中も新潟の方言が出て、それを聞くと何でも話せるような感じになります。

私も年に二回くらいしか、先生の診察を受けないんです。先生が「近くの病院でいいですよ。ただ症状は教えてもらいたい」って言ってくれていますので。

診察以外で、関川先生にはよく会います。阿賀野患者会の幹事をしていまして、二か月に一回、幹事会するんです。口演とか、阿賀野患者会で旅行したりとか、新年会したりとか。

それがいまの先生との関わり方で、二か月に一回は先生と会いますね。仲は良くて、何でも聞けます。語り部をやっていて、子どもからの質問でわからないことがあると、関川先生に聞いたりしますね。

新潟大学で診察を受けたときは、関川先生の診察とすごく違って、機械的というか。大学病院は、目の検査をするにしても、「光がどこから出ていますか」、「出てきた時点でボタンを押してください」と言われる検査だったですね。耳の検査では、水を入れて調べて、「なんでこんなことするのだろう」と。色盲検査とか、「やっぱり視力に問題があるのかな」、「関川先生の診察ではこんなことしなかったな」とかと思いました。

逆に、関川医師のように、魚介類をどのように食べていたかを確認する聞き取りはないんです。身体的に水俣病の症状が出ているかどうかを重視した検査でした。

◉——症状も薬の効き目もさまざま

症状はだんだん悪化するようです。自分の知らないうちに症状が出てきて、不安を感じます。「水銀が体に入ると、こんなことまで起きるんだろうか」、「いま、ここで症状が止まってくれればいいのに」、「またどんな症状が出るんだろう」と。

そういう不安は常にあります。「なんで新潟県に水俣病なんて起きたんだか」と考えてしまいます。

いま、症状で一番辛いのは目ですね。目の痙攣《けいれん》とまばたきが辛くて。まばたきをすると後頭部にまで痛みが走るんですね。また、日光とか蛍光灯とか明るいところに長時間いると、目を開けているのがやっとになるんです。新聞や本も字が一つずつ見えなくなって、全部が黒く見えてくるんです。そんな状態が一日続いています。良いのは寝ているときだけです。

耳鳴りもしていて、ジージージーとセミが一〇〇匹も耳の中で鳴いているような感じ。これも寝ているときしか休まることがないんです。手足のしびれもあって、四肢末梢《ししまっしょう》の感覚障害で、痛みの感覚もないんです。

みなさんご存じのとおり、水俣病の薬というのはないんですね。ただ、阿賀野患者会のメンバーは、試験的に帯状疱疹《たいじょうほうしん》に効く薬「リリカ（プレガバリン）」を使ったことがあります。新潟大学の神経内科の先生方が、症状の緩和にとり入れてくださって。もしかしたら、しびれや痛みが緩和されるんじゃないかって。

私は、この薬を朝晩飲んだら目の痛みが和らいだし、頭痛や肩こりも治まったんです。これが効くと思いました。ただ、薬が効きすぎると副作用で眠気がひどいんです。だから、「頭の痛みがとれるといいな」と、夜に一錠だけ飲むようにしています。車を運転するので、朝、昼は飲まないようにして。

阿賀野患者会でも効き目には個人差があって、「副作用があってダメ」という人もいました。「かえってめまいがして農作業ができなくなった」と言う人、「全然効かなかった」と言う人もいて、やっぱり人によって症状も違えば、薬の効き方も違うんですね。

母は何も言わなかったですし、おじさん、おばさんも、わりと近くに住んでいたんですけど、そういう話はしてもらったことがなかったですね。母は認定手帳を隠し持っていて、腹巻きの中に入れてあったんです。誰も見ることはできませんでした。

亡くなる直前に、兄の奥さんだか兄に、「預かってくれ」と言ったそうです。私はそれを知らなかったんです。兄は私が知っていると思っていたらしく、母が亡くなる前に「知らなかったの？」と驚かれました。いつ兄夫婦が認定手帳を預かったのか知らなかったんです。

知っていたほうがよかったのか、知らないでいてよかったのか――。

当時、もし水俣病のことを知っていて、母親が水俣病であることも知っていたら、水俣病について教えてあげられたかも……。実際は、母が亡くなって、母が水俣病だったと聞いたときは、水俣病がどういう病気なのか知らないから、ただ驚いただけ。テレビや新聞を見ていて知っていればよかったんですけど。だから、なんとも言えないですけど。

すっごく芯の強い、働き者の母でした。やっぱり、「亡くなった夫のぶんまでしっかりしよ

◉――水俣病を隠していた母

◈阿賀野患者会に加わる、原告になる

う」というのがあったんでしょうね。母はいそがしい人だったので、ちっともじっとしていない。働き者の親だったんだな。

◉——周囲の意外な反応

家族にはどういうふうに話せばいいのか迷って、「母が水俣病だった、私も水俣病の疑いがあると言われた」と話しました。「水俣病だ」と家族に言ったら、息子は「ふーん」。水俣病について、聞きたいというのがなかったみたいですね。男の子ってそういうふうにしか思わないのかな。でも、子どもたちも道徳の時間に水俣病を勉強していたみたいですけどね。ただ「新潟に水俣病というのがある」という感じで、水俣病に対してどうとかはなく、ただ「聞いたことあるよ」というだけ。くわしいことは全然聞こうとしなかったんです。息子だけでなく主人も、認定申請について向こうから聞こうとしないから、行ってきたときと結果しか話しませんでしたね。裁判（ノーモア・ミナマタ訴訟）のこともそうでした。

でも、和解して、裁判が終わったとき、たまたまテレビに顔が映されたんですよ。環境大臣とか昭和電工の会長さんが謝罪したとき、「迷惑になるから顔を映さないで」とお願いしていたんですけど、たまたま。それを（夫が）見ていて、「なんでテレビに映ったんだ」と。「あちこち行ってしゃべるなよ」と言われたこともあります。しゃべっているわけではないんですけどね。いくら夫婦でも、水俣病という言葉、病気の名前に対して、言われたくないというか……、あるんでしょうね。主人は水俣病を理解はしているんですけど、ほかの人に何か言われるのは嫌みたいですね。水俣病については、昔からいろんなことが言われていたから、なおさらなのかな。

主人のきょうだいは、「水俣病だったんだね、お母さんと一緒のものを食べていれば、そうだよね」って理解してくれました。町内の人も驚いていましたが、話をすると聞いてくれて、ああだこうだと言われませんでしたね。

私は、和解したあとで、たまたまテレビに顔が映ってしまったんですが、そのとき、「仕方ない」と気持ちが吹っ切れました。顔を上げて姿勢を正せるようになりました。

◉——患者自身の偏見・差別

私自身は、偏見とか差別を受けた経験はありません。阿賀野川から少し離れたところに暮らしているからかもしれないですね。

阿賀野患者会で、高齢の患者さんに「どうして名乗り出られなかったのですか」と聞いたことがあるんです。ほとんど男性でしたけど、「水俣病は伝染病と言われていたので、ばれたら会社を辞めさせられる時代だった」、「自分が事業をしていて、水俣病だとわかると仕事が来なくなるから、絶対言えず、我慢して仕事していた」と聞きました。実際に、ラーメン屋さんが水俣病だとわかったらお客さんが来なくなったって、店も潰れちゃったんですって。だから絶対に言えなかったし、我慢して仕事していた、と。

いまでも、患者会の活動で、「顔を見られるのが嫌だ」と言う人がいます。潜在患者の掘り起こしのなかで、「情報管理が徹底している時代だから、患者会に入って認定申請してもわからないです」と言っても、「もし、ばれたら……」と尻込みする人は多いんです。

患者会でも、総会で受付をやるのも嫌だっていう人がいるんです。「あんたもそう（水俣病）だったの」と言われるのが嫌らしいです。やっぱり七〇代を越えた方は、そうやって思っている人が多いです。七〇代以上の方が、自分で自分を、差別ではないですけど、偏見を持っているところがあるとわかりました。

きょうだいでも（水俣病だと）言えないって人、いるんです。昔の話だと思ったんですけど、いまでも、そういう方もいらっしゃるんですね。

◉――気持ちが吹っ切れた

「一〇〇人いれば一〇〇通り、一〇〇〇人いれば一〇〇〇通りの症状があります。この病気は神経がおかされる病気で治らない。治療薬もない」。勉強会で関川先生がそう言われました。

「このまま、一生を送らなくてはいけないのか」と思いました。みなさんと「しょうがないね、こういう病気になっちゃったからね」と。勉強会を開いてもらううちに、「私たちの病気を知ってもらおう、そのために患者会をつくろう」ということになって、阿賀野患者会ができました。阿賀野患者会で「認定してもらうには裁判しかない」という話になり、みんなで一緒に裁判（ノーモア・ミナマタ訴訟）をしました。

その頃はまだ勤めていたので、「誰かに見つかったら」とか、「報道陣が来て、顔が出たら」とか、ドキドキしていました。だから帽子を深くかぶって、下を向いて歩くことしかできなかった。「会社の人にわかったらどうしよう」とか、「子どもの会社にわかったらどうしよう」とか、そういうことを思っていました。

職場の人が差別したり、偏見を持っているとかじゃないんです。ただ、女性ばかりの職場でしたから、「何を言われるか……」と思ったんですね。休みをもらうにも「裁判に行くため」とは言えませんから、「通院のため」とごまかしていました。

阿賀野患者会の会長で原告団長の兄も、阿賀野患者会の副会長も、顔や名前を出さないといけないわけでしょ。同じ患者なのに表立つことができないのは苦しかったです。

和解したのは二〇一一（平成二三）年三月三日でした。阿賀野患者会の原告には九〇歳以上の原告の方もいらして、平均年齢は七〇歳を越えていたから、「みんなが生きているうちに認めてもらおう」と、全員一致で和解を決めました。

でも、正式かどうかはよくわかりませんが「やっと認められた」、「認めてもらってよかったな」というのと、「裁判しないと認められないのか」という半々の気持ちがあって、和解しても半分、すぐ喜べないところがありました。

ただ、私より年配の方が喜んでくださいました。涙を流している方もおられて。やっぱり苦しんできたぶんね。そのとき、「認めてもらえてよかったな」と思いました。私より苦しんでいた方がたくさんいらして、「和解ができてよかったんだな」って。そのときに初めて私も「これでよかったんだ、これで」って思いました。

◈ゆみ子さんの「いま」

◉――子どもたちから差別をなくす

二〇一〇（平成二二）年、まだノーモア裁判が行われていたときです。熊本県の水俣市で現地調査に参加したことがあります。現地調査では、水俣市立水俣病資料館や水俣病被害多発地域に行って、患者間の交流や情報交換などを行いました。

そのときに、水俣市の子どもたちが、修学旅行や部活の対外試合で受けた差別の話を聞きました。子どもたちが「水俣○○小学校」などと書かれた名札をつけているでしょう。それを見て、「水俣病がうつるから寄らないで」と言われたりするんだって。

大人の責任だなと思いました。本当は大人が勉強すればいいんでしょうけど、ある程度年齢のいった方は、昔からのことが頭の中に詰まっていて、他人の話を聞くのがなかなか難しいのかなと思って。子どものうちから「正しいこと」というんですかね、知ってもらうのが一番なのかなって。

大人よりも子どもたちに、そういう差別をなくしていかないと、子どもたちから語っていかないといけないと思いました。正しいことを聞いてもらって、家に帰って「水俣病はこうなんだよ」と、お母さんやおばあちゃんに話してくれれば、真実が伝わるんじゃないかなと思いました。

裁判が和解してから、阿賀野患者会に、「『環境と人間のふれあい館』の語り部になってほしい」という依頼がきました。いままで語り部をしてきた人も高齢化して、語り部をする人が少なくなっていたんですね。私は阿賀野患者会の幹事の中でも若手だったし、「やっぱり水俣病の差別・偏見をなくして変えていくのは子どもたちからかな」、「大人に話すよりは子どもかな」、「私が役に立つなら」と思って、語り部になりました。

新潟県で水俣病が起きたということは資料を見ないとわからないし、一生知らずに過ごす人

◈子どもたちの差別問題

ゆみ子さんが熊本の現地調査で聞いた子どもたちの間での差別は、新聞記事にもなってきた。たとえば、二〇一〇年七月一五日付の『熊本日日新聞』は、水俣市の男子中学生が、他市とのサッカーの試合で、接触プレー中に、「水俣病、触るな」という差別的な発言を受けたと報じている。

試合直後、水俣市側の監督からの指摘を受けて、チーム関係者全員がその場で謝罪。その後、校長や教育長らが水俣市を訪れ関係者に謝罪したほか、中学校の保護者集会で水俣病に関する講話を聞いたり、教職員らを集めた市教委主催の研修などを開いた。同校の校長は「今回の出来事は、生徒に対し水俣病の表面的な知識しか伝えきれていなかったわれわれ教師の責任」と話し、八月には同校の教諭らが水俣市を訪れ、水俣病の現地学習に取り組む予定。

中学生の発言が大きな問題になり、水俣病に関する教育があらためて見直されることになった。差別的な発言は、言われた側に辛い思いをさせるだけでなく、言った側にも社会的制裁が科せられる時代になっている。子どもたちに水俣病を理解してもらう語り部の活動は、言われる側の不幸だけでなく、言う側の不幸をなくすことに貢献する。

もいるだろうし。子どもたちに「新潟県にこういう公害病があったんですよ」と知ってもらいたいというのがあって。わからない人が多いのに、何でそういうことに対して差別・偏見があるのか、子どもたちも疑問に思っています。本当はそうじゃないということを、私も責任を持って次の世代に伝えていかなくてはいけないのかなと思います。

◉——願い

語り部の活動は、やりがいがあります。子どもさんから手紙が来るんですね。「学校で習ったことじゃなくて、いろんなことがわかった」とか、「自然を大事にします」、「ゆみ子さん、長生きしてください。僕が新潟大学に行って勉強して、医者になって、水俣病を研究して治してあげます」って言って。

そういう手紙をもらうと、子どもはすごく純粋に水俣病の話を受け止めてくれて、わかろうとしてくれているっていうのが勇気づけられます。わかってくれる子が大勢いるということがわかって、「語ってよかったのかな」って実感があります。

水俣病の症状は人それぞれです。いろいろな症状があるから、国には、症状を区切ってこれでなければいけないという「狭い基準」を決めるのをやめてほしいなと思います。みんな、いろんな症状があって、しびれにしてもいろいろだから、「狭い基準」を持たないでほしいなと思います。

実際に水俣病にかかって、病気を知って、「一人の人間として見てほしい」と思ったんですね。年をとるにつれて、本や新聞を読むことができない。いろんな症状が出てきて「水俣病って怖いな」って思うし、もうちょっと患者のことを考えてほしいんです。

子どもたちにも、私たちのそんな願いが伝わるとうれしいですね。

6

渡船場《とせんば》で差別を聞いてきた

語り部・立川小三郎《たちかわこさぶろう》さん

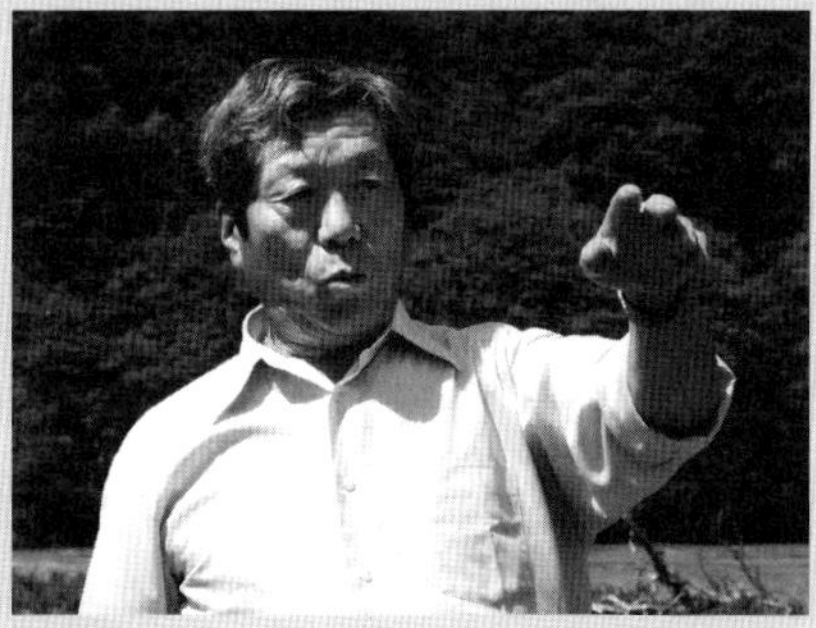

❖立川小三郎さん［たちかわ・こさぶろう］

一九四〇（昭和一五）年、阿賀野川上流域の東蒲原郡《ひがしかんばらぐん》三川村《みかわむら》（現・阿賀町）五十島《いがしま》に生まれる。幼い頃から阿賀野川や一級河川の五十母川《いそぼがわ》が遊び場で、川魚を食べて育った。一八歳から二一年間、県営五十島渡船場《とせんば》で船頭として働く。一九七九（昭和五四）年、五十島橋ができて渡船場が廃止になってからは、県職員として道路や河川の現場、事務職に身を置いた。二〇〇〇年に定年退職。

一九六五（昭和四〇）年の新潟水俣病公式発表前後には、すでに水俣病の自覚症状はあった。仕事の疲労によるものだと思い込もうとしていたが、水俣病ではないかと疑っていた。だが、渡船場では、乗客が水俣病患者への差別・偏見を口にしていたので、「水俣病かもしれない」とは言い出せずにいた。二〇一〇年、七〇歳になるまで、水俣病について黙っていた。

◈魚は子どもの頃はたくさんいました

◉——阿賀野川と五十母川で

私は一九四〇（昭和一五）年生まれです。歳も七四を越えました。生まれも、育ちも、現在も、人生全部、阿賀町《あがまち》（＊1）です。どこへも出ないで、阿賀町でずっと生きてきました。

魚のことなんですけど、私のところでは阿賀野川と五十母川《いそぼがわ》の魚を食べました。魚は子どもの頃はたくさんいました。一七～一八種類はいました。いまは七～八種類しか見ないんですよ。

一般的なのはコイ、ウグイ、フナ、ニゴイ、ナマズ、モクズガニ。ビヤコ……、図鑑に載っていないからビヤコは正式な名前じゃないとは思うんですけど、いまはいなくなりました。あとは、ギーギーというナマズに似た魚。それからカジカ。カジカっていうのは春から夏に

＊1　阿賀町［あがまち］……阿賀野川上流域の東蒲原郡《ひがしかんばらぐん》に属する津川町《つがわまち》、鹿瀬町《かのせまち》、上川村《かみかわむら》、三川村《みかわむら》の四町村が二〇〇五年四月に合併し、一郡一町として発足。町の全域が、江戸期は会津藩領に属していたため、文化や言葉などの面でも福島県会津地方との結びつきが強い。新潟県に組み入れられたのは一八八六（明治一九）年。会津藩は、会津若松から陸路で津川まで物資を輸送し、津川から新潟までは阿賀野川の水運を利用した。船荷を積み下ろしする交通の要衝である津川は、日本三大河港の一つとして栄えた。

かけて帯状に遡上してくるんです。それにウナギ、アユ、サケ、マス。立派な高級魚です。

ほかにはアユカケ(*2)といって、カジカの親分ですね。アユカケっていうのは大きいやつで、カギがついてまして、アユが泳いでくると、このカギで引っかけて食べるんだそうです。だからアユカケっていうんです。

あとは、アブラッペ。私たちはそう呼んでいたんですけど、本当の名前はわかりません。

◉——サケは一年中食べていた

今年(二〇一四年)は異常にサケがとれるんです。今朝、刺し網をかけていたら一一本かかりました。産卵に上ってくるからね。ホリ場っていってね、砂利を掘って産んで、また砂利をかけて。だから、みんな体が傷んでいるんですよ。通称、ムケボウ(*3)っていうんですけどね。あんまり傷んだものは人様に配れないです。

サケとかマスとかアユとかは高級ですから、お金になりますね。傷んだやつはダメですが……。傷んだやつは塩漬けにして、要するに保存食で、年中通して食べるんです。

マスは子どもの頃はたくさんいました。春マス、夏マス、秋マス。マスは一年中、川を行ったり来たりで、秋になって母体となり、産卵するんですかね。秋マスはもう卵産んで死ぬ寸前ですから、ネコマタギ(*4)っていって、おいしくないんですよ。春マスは、上流に遡上してきて、真水が入って、脂が少し抜けたあっさり――最近でいえばヘルシーって言うのかな、美容食って言うのかな、それがわれわれの口には合っているんです。

最近、阿賀野川でサケは増えてきたけれども、マスはもう幻なんですよ。一番高級なのは春マス。サクラマスです。子どもの頃は、もういっぱい、いましたからね。「うまい」とか「高級」とかは感じなかったですけどね。

道具はカギ。カンテラ持ったりして、夜の川岸を歩いて魚が寄ってきて休んでいるところを、一メートル五〇センチから二メートルくらいのカギでとります。マスよりもサケはいっぱいとれました。サケはお金にしました。お金にしたり、自分たちのタンパク源、カルシウムにしたりして。塩引き作って軒下に吊るして、風で乾燥させて、サケは一年中食べていました。

一九六五（昭和四〇）年に新潟水俣病の発表のあったそのあたりから、フナとかウグイとかニゴイとか、通常、川で生まれて川で育つ自然的なものは、いまでもあんまり食わないです。新潟水俣病発生の公式発表から五〇年経つんですけど、川の魚に対しては、まだ気持ち的にア

＊2　**アユカケ**……カジカ科に属する日本固有種の魚。名前の由来は、エラにあるトゲにアユをひっかけて食べるという伝承による［川那部・水野編 1989: 655］。
＊3　**ムケボウ**……尾や体が傷つき、皮がむけて白くなったサケ。
＊4　**ネコマタギ**……「猫も見向きもしないで、またいでいく」という、まずい魚の意味。

レルギー感があるんですかね。

◆阿賀野川には活気があった

◉——昔は川と人が一体だった

渡船場《とせんば》のところは、川が曲がってクランクしていまして、右岸から左岸に淀みがありました。その淀みのところに魚釣りの人が多くて、以前は船の邪魔でね。みんな糸を出しているもんだから邪魔で。喧嘩はしないけれど、糸が引っかかってトラブルを起こすほど賑わっていました。昔は、川と人が一体になっていたんですよね。

いまは全然、とる人がいません。いまは刺し網でサケをとるとか、マスをとるとか。アユはだいたい七月の第一日曜から解禁になるんですけどもね、そのときにアユ釣りの方だけ来るんですよね。普通のリールで、投げ釣りっていうんですかね、その時期だけですね。

◉——渡船場で働いた

三歳のときに母親が亡くなったんですけど、親父が渡船場にいたので、渡船場のところに行っていました。のちに後妻（継母）が来たんですけども。いまみたいに保育所でもあればそこに行ったでしょうけど、その頃は保育所なんて全然なかったものですから。渡船場で育って、大きくなったんですよね。「こんな仕事やってやるか」って思いながら見ていたんですけどね。一九五八（昭和三三）年八月の一六日のお盆のことだったんですけど、継母がケガをしたということで、川の向こう側の病院に船で連れて行こうとしたときに、親父が……、お盆だったもので酒を飲んでいたため、渡船場に行く途中で滑って転んで、大ケガをしてしまいました。約五年間、寝たきりで、死んじゃったんですけどね。

渡船は当時、通学、通勤、移動する人の足になっているわけですから、一日でも止めるわけにはいかないので、やらざるをえないということで、その次の日から渡船の仕事を始めました。あんなばかげた仕事、莫迦《ばか》か利口しかしないですよ。どっちか片方じゃないとやらないですよ。俺は莫迦だからやってきたんですけど、二四時間営業ですよ。緊急だと夜中でも起こされますからね。

◆昔は良き時代だった

◉――遊びとボス

私が子どもの頃は、集落は一四八戸というのが頭の中にありますけどね。人口も六三〇人くらいいたんですよ。いまは、不在所帯を抜いて九六戸くらいになって、だいぶ減っちゃったんです。人口では三一〇人強だったかな。半分くらいになっちゃったんです。

子どもの頃の遊びは、遊具なんてものはなかったんですけど、山を相手にしたり、木を相手にしたり、川を相手にしてやる。自然のもので遊んでいました。みんな夏になれば五十母川で遊んで泳ぎを覚えて、泳ぎに自信がついた一六か一七歳ともなれば阿賀野川で泳いでいました。五十母川で遊ぶときは泳ぎですから。泳いだり、魚をとったり、そうやって遊んでいました。

昔は、子どもの中にボスがいました。あるときは手が出るけど、人の面倒をみるボスがいて、中学生から高校生あたりの中間のボス、もっと上の一六～一七歳くらいのボス。あとは小さい四、五歳くらいの子どもの面倒をみるボスでしたね。

◉――川でプールをつくった

六月から七月になると川に行きましたね。みんなで石を運んで天然プールを作りました。やらないと遊べませんから、あれは本当に、共同作業の原点を覚えさせられましたね。

小さい子は小さい子で仕事をやらせるんですよ。小さい子は小さい石を四個か五個くらい運んで川に並べて、大きな人が刈った草を流すんですよね。水が漏れないようになる。そういうことをして、五十母川や阿賀野川で一か月半から二か月は遊んでいました。

作業のルールは誰が決めたわけでもないし、暴力で従わせたわけでもないのに、みんな粛々とやるんですよ。やらないと遊んでもらえないですから。われわれの子どもの頃は幼稚園も保育園も何もないわけですから。どこにも行くところもないし、みんな一生懸命やっているから、自分もやる。苦痛を感じることなく、スムーズにやりました。

◉――たいがいに迷惑をかけろ

私は一九四〇（昭和一五）年生まれで、一九四五（昭和二〇）年に終戦。何もない時代で、タンパクとカルシウムは川魚。甘いものは、みんなでイチジクとか甘柿とかをとっていたんです。甘柿は、人のとか、自分のものとか、区別はなかったです。正々堂々ととると怒られるから、夜に専門にとるんです。

一四〇戸もあったわけです。私のところはきょうだい四人でしたが、普通は兄弟姉妹が七人か八人だった。だからとても子どもは多かった。みんな腹減って、ひもじいもんだから、畑のナスとかキュウリとかトマトとかは、大きくなる暇なかった。スイカもそう。

先輩は人から黙っていただく方法を、……いまなら泥棒っていうんだろうけど、その方法を教えてくれたんですよね。「忍んでいって見つかるな」とか、そういうことじゃなく、「今日はここの畑からとったから、明日はこっちのものからとれよ」って。

「迷惑かけるのは、たいがいに迷惑かけろ」ということなんだよね。これはいま考えると素晴らしい助け合いだったんだなと思います。

だから毎年、畑作っているほうも、子どもたちが盗ることはわかってるけど、そこに作らないなんてことはなかった。こんなありがたいことはないよね。「ここばっかりとると、その人に迷惑がかかるんだな」と、自分からわかってくるんですよ。

◉——子どもも責任を持って遊んでいた

ほんとに、いま考えるとありがたいことで……。うちらは終戦で五歳だったから、食べるものも着るものもなくて。

それに、泳ぎが下手だったんです。でも、事故はなかった。それほどボス的な人は目を光らせて、責任を持ってやっていた。うちらの子どもの頃は、終戦後だから、普通の世の中じゃなかったから、みんなで物事やってきたと思う。

世の中、穏やかになって遊び方も変化したし、裕福になればまとまりもなくなってバラバラになったり、悪い意味じゃないけど小さいグループになったりして。

いまから考えると、夢のようだよね。いまは食いすぎて死んじゃうからね。いまは川へ行くとなると、「危ないから行くな」って言うのが親だし、木に登れば「やめろ」ってなるからね。

いまは食べ物も困ってないし、子どもが固まって行動しているのは登下校だけですね。

まず、遊んでいる子どもたちっていうのは、われわれのように集団で何かをやっているというのは、まず見かけないね。子どもが減っているし、テレビやゲームや自分ひとりで楽しむものがあって、家の中の遊びがあるから、野外で目立たないんだろうね。野外で見るのは自転車だけ。チャンバラごっこで喧嘩しているのも見たことないし。昔は良き時代だったんじゃないですかね。

◈差別・偏見は言っている本人もわからない

◉——二〇歳過ぎからおかしかった

さっき言ったとおり、三歳から渡船場にいる親父と川にいて、川魚を食べてきた。魚は川魚を食べないと、食べられないからね。集落に店があるわけじゃないし。私だけじゃなく集落みんなそうだったけど、高級魚を買おうと思って市場に行く人なんていなかった。二日と七日にたつ市《いち》があったけれど、(海でとれた)魚を買いに行く人なんかいなくて、みんな川魚を食べてきた。

私の症状っていうのは、一九六五(昭和四〇)年の新潟水俣病発表の前からで、手足のしびれ、耳の奥でセミが鳴いている、手足の温度感覚の異常、立ちくらみがあった。一番たいへんなのは、突然来る立ちくらみです。(車の)運転中や、高いところにいるとき、川にいるときに、立ちくらみが来たらどうなるんだろうな、と思うとおっかなかったです。

渡船の船は、条件のいいときは一二人か一三人乗せる。渡船を漕ぐときは手でやるから、毎日、疲れるんですよ。熊本のほうで水俣病が発生して、新潟でも昭和電工の関係でおかしいんじゃないかという話があった頃には、本当はしびれもあったし、声が大きいと思うんだけど、耳の感覚がね……。うちの妻にも「もうちょっと小さい声でしゃべれば」、「相手の耳おかしくなるよ」とか言われるんですけど。

それから足の感覚も当時からおかしかった。二〇歳過ぎから。でも、あの仕事だから。すごい重労働だから。だから、そのときは、疲れだと思っていた。

でも、(新潟水俣病が)正式発表になって、「自分も病気になったたな」と思ったんです。一九六五(昭和四〇)年に発表になって、役場から、あなたは漁業組合員もやっているし、川のそばにいて魚もいっぱい食べているようだから、水俣病の関係で調べるために、しかるべきところに行って調べろという葉書が来たんですよ。それが一九六五(昭和四〇)年から一九六六(昭和四一)年頃にかけて二回来たんですよ。葉書が来た頃には、世の中は第二の水俣病だということでたいへんになっていた。

◉——知ったかぶりの差別・偏見

実は、新潟水俣病の正式発表を過ぎると、私の四畳半ほどの渡船場の待合室で、水俣病の話がされるようになっていました。水俣病についての小論的な話をしたり、自分の意見をしっかり発表したり、疑念に思ったことを考えたり、水俣病について議論するのに適していたんですよ。すぐそこに阿賀野川がありますし、一五〜一六キロ上流に昭和電工があるわけです。しかも、私のように、話をするのに手頃な二〇歳くらいの船頭がいるわけで、「船頭、お前は魚食ったか」って。

「三つのときから毎日のように食っています」

「どうもないのか？」

「手もしびれるし足も痛いし腰も痛いし、でも俺は重労働やっているからね」って、自分が水俣病だというのは言わなかったんです。

県営の渡船場だったから、運行回数と乗船人数の往復の数を合計したものを日報で県へ出すっていうのがあって、それでみると一日平均七〇人くらい乗客がいたんですよ。通勤、通学、日常生活でね。その八割から九割とは会話した。ほんの短く「天気いいね」とかだけど、そんなときに水俣病について話をしたり、聞いたりした。だけど、あの渡船小屋で聞いた水俣病の話は、まず、八割か九割が差別・偏見でした。その当時は、カーバイド生産工程から出るメチル水銀が流れて、それが魚にたまって、なんて知っているのは、本当に微々たる人。

知ったかぶりで、一九六四（昭和三九）年の新潟地震で津波が来て、津波で（信濃川河口の倉庫の）農薬が海のほうへ引っ張られて、それが阿賀野川に逆流し（塩水楔《えんすいくさび》）、川が汚れて、そこから水俣病が出たとか。農薬説（＊5）。これはまったくの嘘なんだけどね。無知だからとか、勉強してないからとかじゃなくて、言われていました。

渡船場の乗客から聞かされてきた内容は、まず、そういうことだったということ。昭和電工から出た水銀とか、そういう話じゃない。「じゃあ、なんなんだ」と聞くと、「昔から三寸流れれば清の水って言って、どんな汚い……、おしっこ流してもすぐきれいになって飲むじゃないか」って、そういう論法で言うものだった。

でも、昔はそうだった。流れ水を使って、ゴミが流れてきたら手でどけて、米を洗ったり、水を飲んだりしたわけだから。三寸は約一〇センチ。一〇センチ流れればきれいだって。「だから、そういうものでどうして水俣（病）が出るんだ」と。

語り部で話すときに、子どもたちにもよく聞くんだけど、「このじいちゃんが入ってきた格好をみて、この人は水俣（病）だと思いましたか」と。

水俣病のことを勉強してないのに、患者本人を見ても水俣病とはわからないのに、いい加減なことを言うと差別・偏見になる。言っている本人も、わからないと思うんですよ。わかるのは水俣病患者本人だけなんだよな。

だから、「対話しないとわからない」、「聞いたり聞かせたりして、それを信用するかしないかではっきりすることなんだよな」って、子どもたちに言うんですよ。「見てわからないものに知ったかぶりするようなことを言うと、差別・偏見になっているよ」と。

◉——正確にものを見て話す人もいた

まず、あそこの渡船場で聞かされたのは、差別・偏見。一九七九（昭和五四）年の四月一日まで渡船をやっていたんです。（新潟水俣病が）発表されてから一四年間、渡船場で働いていた

＊5 **農薬説・塩水楔説**〔えんすいくさびせつ〕……新潟水俣病事件は当初、有機水銀中毒事件と呼ばれた。原因が工場排水であるか否かが確定していなかったからである。新潟水俣病第一次訴訟で、原告側は昭和電工の排水が原因で起きた「新潟水俣病」であると主張。一方、昭和電工側にたった横浜国立大学の北川徹三教授は、一九六四（昭和三九）年六月の新潟地震で被災した信濃川河口近くの農薬倉庫から流出した農薬が日本海に流れ出て、阿賀野川を塩水楔で遡上したとの主張を大々的に展開。通産省もこれを支持した。だが、農薬説および塩水楔説の証拠とされた航空写真の日付と被告側主張との矛盾により、農薬説と塩水楔説は裁判で完全に否定され、葬られた［板東 2000: 42–44; 宇井 2014: 114–129; 飯島 1999: 13–15］。

んですが、正しい見方でものを言う乗客の方もいました。これには私も拍手喝采だったです。

私自身もわからなかったけど、一九六五（昭和四〇）年に発表になってから、自分の体に異常をきたしていたのは疲れだと思っていたし、まだ二四〜二五歳だし、あまり違和感も感じなかった。ただの疲れだと思っていたけど、ちょうど一九六五（昭和四〇）年の頃は、熊本で水俣病発生してから、もう九年経っているんですよね。「九年経ってね、九州の水俣っていうところで同じような病気が出たのに、なぜまたここで発生したんだろうね」って。

この意見はほんとに、いまもありがたいなと思っています。自分が患者になって、渡船場で何十人もの人から中傷を聞いてきたけど、ああいう見方で正確にものを見てお話をしてくれる人もいたんだなって、いまでも思っています。

◆家族のために隠し続けた水俣病

◉――差別・偏見はひどかった

一九六五（昭和四〇）年の、新潟県の水俣病一斉検診には行かなかったです。ちょうど一九六四（昭和三九）年に女の子が生まれて、翌年にも、また女の子が生まれたんです。

渡船場で受けた、みなさんからの差別・偏見の言葉、「なんで魚を食べないのにそんな病気になるんだ」とかいう言葉。

裁判（第一次訴訟）の後になりますが、私の地域にも、名前は公表してないからわからないけど、三人ぐらい認定になった患者がいたんですよ。「あそこの人は金が欲しいから病気になったんだ」と。本当にその人の手がしびれたり、頭の中でセミが鳴いたり、立ちくらみで感覚がなくても、そういう病気になるんであれば、「あそこの家の家系、遺伝なんだよ」、「血統なんだよ」ということを言われていた。

これはですね、ここにくると血がのぼって、声が大きくなるんですけどね。見てわからないその人に対してですね、「あれは血統だよ」、「遺伝だよ」と、「あそこは嫁にもダメ」、「婿にもダメ」というね。これが現実でしたよ。

五十島には、当時から橋が架かる予定もあったんですね。幸いに五十島渡船場は県営だったものですから、私は公務員だった。乗客を叩いてやろうかなと思うようなときもあったけど、公務員であったがゆえに、そういうこともできないしね。県の人事課に電話がかかってくると叱られるし。俺のクビ切ると船止まっちゃうから、クビにはしなかったと思うんですけど……。そうは言っても、もう少し経つと橋も架かるし、中学、義務教育しか出てない俺だけど、県につかまっていればなんとか食っていけるんじゃないかということを考えたり、娘二人のことを考えたり。

渡船場であれだけ言われるんであれば、もうこれはダメだ。手を挙げるわけにいかん、名乗り出るわけにいかん。ましてや、手がしびれたり、足の感覚が変な者を、橋が架かって陸に上がったときに、県の人事課が、はたして道路パトロールやらせるか、冬になったら自分を重機に乗せるだろうか。そうなったときにどうするか。中学しか出ていない俺が事務屋になれるわけない。それなら仕事を辞めんとダメだ。

それで妻《カカ》と相談しまして、「俺、このままだと九割九分、水俣(病)だな」と。周囲では「あそこの家の血統だから(水俣病になった)」と言ってるわけですから、そうなればこれはダメだと。検診にも行かないし、水俣(病)のことについて言うのはやめようと。

それからは乗客からは話を聞くだけ。下手にしゃべって、下手にばれるとたいへんなことになる。子どもたちの将来、自分の職場(将来の仕事)がどうなるのか目に見えているようなものですから。

◈七〇歳で水俣病と向き合う

◉――水俣病救済特別措置法に申請する

私が七〇歳の(二〇一〇年)五月に、水俣病救済特別措置法の申請の受付が始まり、それでもう七〇歳であるし、申請をしようと思いました。

公務員ですから退職金も若干いただきました。でも、いただいた退職金は妻や子どもには一銭もやらないで、屋根の融雪装置に使った。地元の者に言わせると、「お前、莫迦でねえか」。「まだ筋肉隆々で、四五歳で建てた自分の家の屋根の雪も下ろせないで、何百万（円）もかけてるんだ」とばかにされた。

今度は風呂も、温度感覚の関係で危ないということで、子どもたちも「じいちゃんのあとでは熱すぎて風呂には入られん、死んでしまう」なんて言うもんですから、温度調整のできるユニットバスに切り替えまして、退職金を使いました。

そんなことをしたものですから、悶々《もんもん》としていたわけです。二六歳で家建てて、四五歳にも家建てて、借金人生で、最後に何百万（円）もかけて融雪装置やユニットバスつけたりして、俺、何のために生きてきたんだろう、と。そこに特措法ができたんで、七〇歳で、これは大きな節目だと思って妻《カカ》と子どもたちに相談したんです。

私も手記を寄せた『みばわるいすけを乗り越えて』［新潟水俣病阿賀野患者会ほか編 2012b］という本があります。「みばわるいすけ」と言うのは、新潟弁で「かっこ悪い」だとかいう意味なんですけど、これ以上、みばわるいなんて言ってられない。特措法で何とかする、と。妻《カカ》に相談して、「五月に特措法が出たし、役場へ行って申請しようと思うが、どうだ」と。

「そのかわり、人様から何言われるかわかんないし、迷惑かけるかもしれんからな」と。「俺は渡船場でこれぞというほど人間の裏表を聞いて我慢してきたんだけれども」。

うちの妻《カカ》は、「言い始めたら聞かない人だからやりなさい」、「いままでよく我慢してきたね」と後押ししてくれました。あと、一九六四(昭和三九)年に生まれた娘は、幸いに結婚してですね、福祉の仕事をしているんですけどね。この娘に相談したら、ヤツはだいたい、わかっていたみたいなんですね。「こういうことしようと思うんだが、了解してくれや」と言うと、何も言わんで、頭カクンと縦に振ってくれて、了解をもらいました。横浜にいる下の娘が、看護師やっていたんですけども、こいつに言ったら「ちょっと遅いんでないの」と話をしながら、「これは普通の病気じゃないんだから、普通のところに行ってもダメだよ。専門のところに行ったほうがいいよ」と言われてですね。

私は「みばわるくてもいいからやれ」と言われたほうで、幸せなんです。特措法が発表になってから、本当は国でやるべき(検診を受ける機会を設けるべき)だけど、私は新津《にいつ》の下越《かえつ》病院(*6)で診察をやった(受けた)んです。そこに申し込んで、やったんです。

◉――いままで黙っていたぶん、正々堂々とやる

役場に行って、「俺、水俣(病)みたいだから、特措法申請したいんだけど、どんな様子か

ね」と。すると、「医学部の検査を受けるんだ」と言われて。そのときに裁判があるということはわかっていて、「七〇歳になって特措法が出たんで、このまま死んでも面白くない」と。「裁判という方法もあるし、県に申請する方法もあるし。俺はぬるま湯っぽいことは嫌いだし、水俣病なのか、力仕事の疲労による症状なのかはっきりさせるために、診察受けて水俣病だと認めていただいたら裁判やります」と。そんな話をしながら行ったんですわ。

申請して、もたもたしているんじゃなくて、白か黒か。いままで黙っていた時期が四〇年もあったわけだから、裁判の仲間に入れてもらえるなら裁判しようと思っていた。診察を受けて水俣病だと診断されたので、これまで我慢したぶん、国と昭和電工に文句を言わないとダメだという気持ちがあった。渡船小屋で差別・偏見を言った一般の人にも物申さなければ、という気持ちもあった。

顔も名前も出して正々堂々と、「差別・偏見をする者は出てこい」という、喧嘩をふっかける気持ちで裁判の仲間になった。名前を出してやらないと、かえって中傷されると思ったから、家族に宣言してやったんです。

＊6　**下越病院**［かえつびょういん］……新津市（現・新潟市秋葉区）にある民医連の新潟勤労者医療協会下越病院。富樫昭次医師（現・名誉院長）が新潟水俣病患者の診察に尽力してきた。

当時から、行政がいまのように進めていれば、差別・偏見はあまり進まなかったのではないか。当時は臭いものには蓋《ふた》をするような感じだった。だから、見えないものに対して好き勝手言われて、それが差別・偏見につながったのではないか。言っている本人も差別・偏見とはわからないような……。

◉――現在も残る差別・偏見

阿賀野患者会の活動は、手を挙げられないでいる患者の掘り起こし。ノーモア・ミナマタ訴訟はすべての被害者を救う裁判。

裁判に加わったのは遅いほうでしたので、途中で入って、一年ちょっとしかやらなかった私は、「調子いい野郎だな」と思われているかもしれませんが、新潟水俣病共闘会議や新潟水俣病弁護団の方には、遅いや早いなどの差別もなく、本当に患者の立場に立って親身に相談にも乗っていただき、ありがたかったと思っている。阿賀野患者会に加わってからは、もう一人じゃない、仲間が大勢いるんだという気持ちで団結して活動できた。

この前も、阿賀野川上流の鹿瀬《かのせ》から河口近くの松ヶ崎まで、折り込みで三万七〇〇〇枚くらい、阿賀野患者会の会費から（費用を）出して潜在患者に呼びかけるチラシを配布した。そういうことは、本当は行政がやるべき。行政がやらないから、うちらでやろうと決めてやったんですけど、いまのノーモア・ミナマタの第二次訴訟の後押し、応援もしています。あとは現地調査に行ったり、全国公害被害者総行動(＊7)に参加したりしています。

二〇一二(平成二四)年に『みばわるいすけを乗り越えて』という冊子を作ったんですが、私はこの本を持って阿賀町の患者仲間、会員に配っていったんです。

あるところに行って、「こんにちは、立川ですけどおられますか」と。「います」と出てきまして、「これを配ってきましたので読んでください」と。その方は受け取る暇もなく、家にも入れずに、「来てくれ」と玄関から三〇メートルほど離れた車のところに。歩きながら「俺は招かれざる客だな」と思いました。

「立川さんは名前と顔がテレビに出ているんで、このへんではあなたは水俣病の顔になっているんだ」と言いながら、その人は「申し訳ない」と涙をポロポロこぼし、「実は私のところでは、五人家族で私が水俣(病)だと知っているのはお父さんだけです。あとの家族は、私が水俣病で阿賀野患者会に入っているっていうことはわかっていません。そんなことで、あなたが玄関で話していると、あそこの家は五十島の立川が来ているから水俣病の患者がいるんでは

＊7　**全国公害被害者総行動**……全国の公害被害者団体などが参加する「全国公害被害者総行動実行委員会」が、「公害の根絶と平和を求めて」をスローガンに一九七六年から実施している。年に一回の「全国公害被害者総行動デー」では省庁交渉や政府交渉などを行う。

ないかということになると困るから、申し訳ないけどここに来てもらいました」と言われた。

これは三〇年、四〇年前の話ではなく、一昨年（二〇一二年）の話ですよ。いまだに、まだまだ差別・偏見はものすごくあるんですよ。金が絡んでいるから、半分妬みもあればね。「あいつが特措法で、和解で二一〇万（円）もらった」、「うまいことやったな」と言われる。

来年（二〇一五年）で五〇年の新潟水俣病、いまだにこれですよ。まだまだ終わっていない。生の声でしゃべることで、「本当に困っているのはうちら患者なんだよ」と伝えていかなければ、まだまだ面白半分で「うつる病気だ」という話になっちゃう。そうすると疑心暗鬼の目で見る地域もある。

◉――潜在患者の掘り起こしの難しさ

俺なんか、診察のときにＮＨＫが取材に来て、「横から撮る」とか「後ろから撮る」とか言っているので、「前からでもどこからでもいいですよ」と言った。そうしたら、ディレクターとカメラマンと音響の人が三、四人いたんですが、「本当ですか、本当ですか、本当ですか」と三、四回言ったんですよ。

「正面から撮って、名前出しても、顔出してもいいです」と言っても、信用されなかった。「患者会の会長さんとかも顔出していたけど、何十年も我慢して、正々堂々やるつもりですから、どうぞやってください」と言った。

夕方のローカルニュースに流れると、電話がたくさんあった。感謝の電話。「お前は勇気がある」という電話。

なかには、「俺のじいちゃんが水俣（病）なんだ。誰にもしゃべっていなかったが、今日、お前のテレビ見て、お前も水俣（病）なんだな」と。「今度、遊びに行くからな」と言われました。これは地域の人なんですね。「いままでたいへんだったろう」と。「お前ならわかるだろう」と。

地域の人に「お前もそうか」とは言えない。「何言ってんだよ」となると、たいへんなことになる。私のようにテレビに名前が出れば、「この人とはしゃべってもいいんだな」となる。だから「ありがとうな」と電話が来た。

コソコソやっていると言われるんですよ。そのへんの態度がよかったのかな、俺の勝ちだなと思います。「みばわるいすけ」ということで手を挙げられない人が、いまの私の話を聞いていると思うんですよ。

潜在患者を掘り起こすためにあらゆる手を使っているが、勇気がいる。それがわかるがゆえに、「お前もそう（水俣病）だと思うから医者行っておいで」とは言えない。差別・偏見の地域の声を聞けば、考えれば考えるほど、人様のプライバシーを傷つけるのも悪いな、と思う。差別・偏見の声が集中したらどうなるかと思うと、うっかり声もかけられません。

◆阿賀野川を元に戻すために

◉――昭和電工と阿賀

阿賀町は昭和電工に近いだけに、昭和電工の偉大さは子どもの頃から知ってますからね。「昭和電工でなければ嫁に入るな」くらいにはなった。大きくて世界的にも有名な立派な会社ですからね。旧鹿瀬町には何千人も従業員や家族がいたし、世の中に貢献した会社ですから。日本国で生活するために必要なものをつくり出してきた。昭和電工が相手だからこそ、手を挙げられない人も多々いるんじゃないかな。でも、繁栄の裏で水俣病を発生させたわけだから、国と昭和電工には責任がある。

昭和電工からは、一九五九（昭和三四）年のお正月、二日だったかに、工場のカーバイド捨て場が破れて、カーバイド残渣が阿賀野川に流れ出た。船頭の仕事で朝、阿賀野川に行ったら、川の両岸に魚が真っ白になって、幅二メートルくらいの帯になって死んで浮いていました。それが水俣病の原因ではないが、昭和一〇年代頃からメチル水銀を流していたんだからね。

◉――阿賀野川に生かされてきた

阿賀野川にはいろんなことがあった。三歳から母なる川とともに生きてきたから、あの頃の華やかさと、親しみのない川になっちゃったいまの廃《すた》れ具合の落差はさびしい限り。川の流れでたくましく育った地域が、水俣病の関係で風評被害。釣り人も来ない。

私は難しいことはわからないが、体験した本当のことを直接に語ることが、子どもたちの身につくのかなと思っています。間接的に、たとえば「環境と人間のふれあい館」で、新潟水俣病のフィルムを見て勉強するっていうのもあるけど、語り部やってるみなさんもケースバイケースで生活形態は違うし、地域的にも違う、考え方も違う。「阿賀野川を元に戻さないとダメだね」、「戻すにはどうしたらいいんだろうね」という問いかけもしていかないと。

患者会では、国の役人とか、昭電さんとの話し合いもあるんです。私が「昭電さんの会社から下流の阿賀町に住んでます」なんて言うと、「ああ、そうですか。阿賀町ですか」なんて言われる。

私は「小さい頃から電工さんの職員さんも知っているし、汽車から降りた従業員が工場まで連なって（いた往時の風景を知っているから）、あなた方の会社の素晴らしさもわかる。私は三つのときから阿賀野川に生かされてきたから、あなた方の繁栄もわかるし、阿賀野川の廃墟的になったそれも知っている。だからね、電工さん、川に人を呼んでください」なんて言ってね。

「どうしたらいいでしょうね」なんて交渉して、「三年前にも、私、言ったでしょ」なんて冗談言ってきたんですけどね。

語ることで、昔の姿といまの姿をつなげて、「昔はこうだった」というのを、いまの子どもや大人に話をして、素晴らしい阿賀野川が元に戻るような……、まあ、その頃には私はもう娑《シャ》婆《バ》にはいませんけど、そうあってくれればいいかなと思いますね。

7

「正しく」理解して行動する子どもに

語り部・稲垣《いながき》シズヱさん

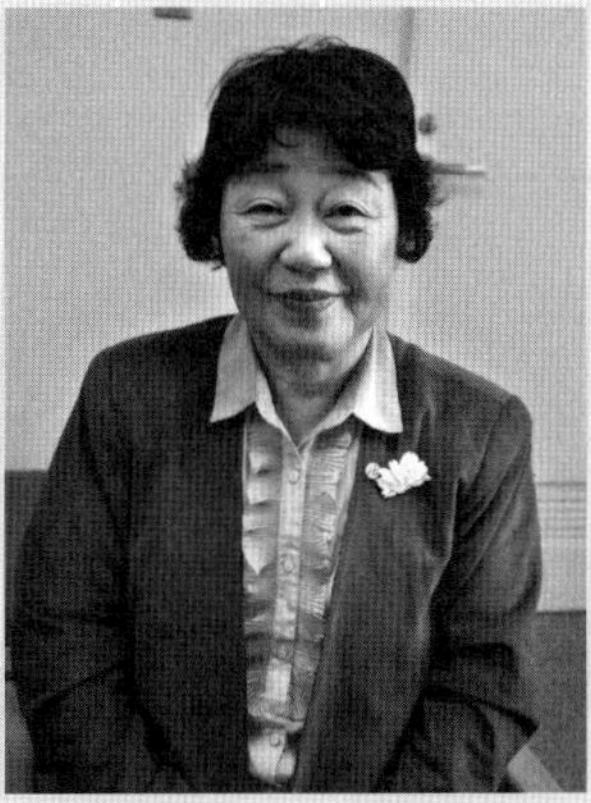

❖**稲垣シズヱさん**［いながき・しずえ］

一九三八（昭和一三）年一月、阿賀野川中流域の北蒲原郡《きたかんばらぐん》水原町《すいばらまち》（現・阿賀野市）の農家で八人きょうだいの七番目に生まれる。一九五八（昭和三三）年、新潟県教員に採用される。一九六〇（昭和三五）年、高校教員で寺の住職でもある夫と結婚。一九九八年に教員を定年退職後、教育カウンセラーを務め、現在、「言葉と心の教育相談室　れんげ草」を運営。旧安田町（現・阿賀野市）小松で暮らす。

三〇歳代半ば頃から身体に異変を感じる。二〇一〇年、水俣病の認定申請を行い、同年「ノーモア・ミナマタ新潟全被害者救済訴訟」の原告になる。現在は、「環境と人間のふれあい館」の語り部、また新潟水俣環境賞作文コンクール（新潟水俣病被害者の会と新潟水俣病阿賀野患者会が主催）の審査員を務める。

◈新川とともに育った

水俣病が公式発表されて五〇年ですが、長いこと、水俣病にはかかわりがないと思ってきました。自分が水俣病とは思っていなかったんです。

いまは、阿賀野市の一番はずれ、（旧安田町）小松に住んでいます。生まれは一九三八（昭和一三）年。同じ阿賀野市ですが、元の水原町分田《すいばらまちぶんだ》の農家に生まれました。生まれた家は、阿賀野川から分水する新川《しんかわ》（新江《しんえ》用水）の近くです。阿賀野川や新川とともに生き、川魚を食べてきました。田んぼには新川から水を引いていました。春は田んぼいっぱいに「れんげ草」が咲いて、田植えのあとは緑の絨毯《じゅうたん》。夏はホタルが飛んで、稲刈りの秋。五《ご》頭山《ずさん》が遠くに見える、その風景の印象。泣きたくなるほど美しかった。そういうところでした。田んぼの水がいらなくなる頃、二百十日（＊1）の頃に、新川は賑やかになるんですね。阿賀野

◉――村の年中行事「魚おさえ」

＊1　**二百十日**〔にひゃくとおか〕……ちょうど立春からかぞえて二一〇日目。稲が実る時期だが台風などが襲来する時期でもある。この日に風の神の祭礼が行われる地域がある。

川の水門を少し閉めて、水を少なくして、年に一回「魚おさえ」っていって、村の年中行事の一つとして男の人たちが魚をとる。

女や子どもは入らない。やっぱり重労働だしね。「こっちにいるよ！　ほら、おっきなボラだ！」とか、大きな杭《くい》で堰《せき》が作られていて、そこにカニがよじ登って、「ほら！　カニだ！」って、そうやって参加するの。子どもも大人も目をキラキラさせて。ほんとにいろんな種類の魚がとれて。大きな桶がいくつも並んで、そこにとれた魚を山ほど入れて。まずは川に入った人たちだけでくじ引きをするんですよ。水に入らなかった人や女所帯には、うんと安く魚を分けてあげる。

とれた魚はね、壊れた唐傘《からかさ》の骨組みを削って、それを串にして刺す。石油やガスなどがない時代だったから、薪とか柴とかを囲炉裏にくべて、それこそ畳半分くらいもある大きな囲炉裏に、ぐるりと何十本も並べて炙《あぶ》るの。

串で刺せない小さい魚は、「網わたし」って言って、網に乗せて焼いたんです。焼いて、トゲを取って、ほぐして、油をしいて、味噌に和えて、「魚みそ」っていうの。これが本当においしくて、どこのおうちも、弁当には魚みそが入ってたんですね。

大きな魚は病気見舞い、お産祝い。それから、川が遠い親戚にあげるの。物々交換みたいにね。

◉——カワウソのように川で遊んだ

それこそ毎日のように、川魚は欠かさなかった。川魚はなくてはならないもの。たくさんあっても、竹ざるに魚を入れて、つるべ井戸に垂らしておくと長持ちするし、アユのはらわたを塩辛にして食べたり、しょっぱく煮つけて食べたり、もちろんお弁当にもね。

ソーセージや缶詰、切りイカなんかを売っている店があったけれど、お金がかかるので買いに行くことなんかないもんね。お弁当には、魚か「こっこ」。「こっこ」というのは、たくあん漬けのことね。そんなものでした。

私は兄弟姉妹が八人いて、私は下から二番目。兄たちはよく魚とりに行きました。ほんとにね、朝より夕方に魚がよく釣れるみたいで、「明日の弁当のおかずに」って魚をとっていた。当時はそんな光景がよく見られました。

阿賀野川の水門からすぐのところは、新川も広いところでは（幅が）一二、三メートルくらいありましたかね。しょっちゅう、いろいろな行事、魚おさえがあったり、ホタルを見たり、魚とりしたりで楽しかった。洗濯の仕方なんかも、村のおばあちゃんやお母さんたちから教わりながら、生活のなかで学んで育った時代です。

阿賀野川は流れがあって怖いから、川はもっぱら阿賀野川の水が入ってくる新川でした。シジミ貝もとって、味噌汁にしたのよ。それこそ、カワウソ（＊2）みたいにして川で遊んだのね。そういう時代でしたよ。

◆教員になりたくて

◉――学校の先生になるために

両親ははじめ、田んぼを借りて米を作って、懸命に働いて自分たちの田んぼを持ち、八人の子どもを育てたんです。経済的に貧しかったため、みんな自分で働いて、お金を稼いで、学びました。

農家を継ぐのは一人ですし、みんな、それぞれの道を進みました。郵便局に勤めたり、姉は看護師さん。昭和電工に就職した兄は、お金を貯めて学校に行って、それから市役所に勤めました。

私は義務教育のあと、水原高校に進学したの。分田中学校は当時三クラスあって、一クラスに一人ないし二人しか進学しなかった時代ですね。そして何とか水原高校を卒業して、「すぐ就職しろ」なんて言われて。でも就職したくなくて、どうしても教員になりたくて、親の言うことを聞かないで進学しました。

資格がいっぱいもらえるからって、山形県立米沢女子短期大学に進学したんです。制度が変わって、資格はもらえなかったんですがね。

進学しても仕送りできないと言われたので、寮に入って、家庭教師を掛け持ちして、短大の授業料は奨学金をもらって卒業しました。はじめは寮に入って、口働き(＊3)があったので、寮からリヤカーに荷物を積んでその家に移りました。住み込みで、中学校一年生と小学校五年生の兄弟の家庭教師を一年くらいしましたよ。

辛い思いもしました。大きい家で、使用人が何人もいたんです。田植えが終わったりすると、餅《もち》をついたりするんですが、「先生、ごはんだぞー」と呼ばれて行ってみると、みんなが餅を食べているなか、自分のところには冷たいご飯と味噌汁しかない。何もわからず、ただひどい仕打ちに涙が出そうでした。「こんなことで泣いてたまるか」と、こらえました。出されたものを全部食べて、「ごちそうさまでした」と、自分の部屋に戻りました。タオルを口に入れて泣いたですよ。「いっぱい食べろよ」、「次に何食べる？ いくつ食べる？」と言う親の顔が浮かんできて、実家で餅つきをしたときの風景がよみがえってね。

＊2 **カワウソ**……イタチ科カワウソ亜科。日本に広く生息していたニホンカワウソは、二〇一二年に環境省のレッドリストで絶滅種とされた。

＊3 **口働き**……住み込み、食事つきで働くこと。

翌日、自転車にカバンをくくりつけ、「行ってきます」と大学に出ようとしたら、今度は「足、何のためにある！」と言われました。婦人用の自転車は、その家で買ってもらったものだったから、自転車を置いて歩いて出かけました。

ひどい仕打ちだった。リヤカーに荷物を積んで寮に戻りました。それからは通いの家庭教師を増やして生活費を工面しました。

何であんな仕打ちをされたのか、あとでわかりました。勉強を教えていた兄弟は、大の勉強嫌いだったのね。親が、一学期の学校の面談で、担任の先生に「女子大生を住み込みさせているって、本当ですか？」と聞かれた。「そうです」と答えると、担任がため息をついたらしいのね。四二人中、四二番目の成績だったんだって。

◉——魚のふりかけで空腹をしのいだ

短大の寮で生活していた頃は、よく母親がね、魚を石臼《いしうす》でひいて、塩とかゴマとかを入れたものを送ってくれたんです。川魚を干しておきますし、ゴマも自分の畑で作ったものがありましたから。それをよく送ってくれました。いまでいう「ふりかけ」ですよね。

お腹がすいたときに、それをまず舐める。舐めながらコップ一杯の水を飲んで、お昼がわりにしたことがよくありました。その頃、コッペパンは二〇円。その二〇円がもったいなくて。

魚の粉を口に入れてはコップの水を飲んで、「結構、お腹いっぱいになるだろう」って自分に言い聞かせて。自己催眠ですね。

給食を食べないと三〇〇〇円くらい食費が戻ってくるんですよ。お金がないから、給食は食べない。辞書を買いたいとかあったですしね。

そんなして短大の二年間を過ごしました。夏休みとかは家に帰ったけど、そういう魚の粉はよく食べていましたね。

短大を卒業して二〇歳の頃、新潟に戻って就職しました。小学校教諭二級の免状をとって、教員になりました。でも、小学校教諭一級の免状が欲しくて、小学校の教員をしながら、玉川大学の通信教育を受けたんです。

◈教員を辞めたくない

◉——障害児教育に燃えていた

一九五〇年代後半（昭和三〇年代前半）には鹿瀬町《かのせまち》（現・阿賀町）にいました。昭和電工が栄えていて、鹿瀬町も潤っていました。鹿瀬町はほかの町村よりも給与も良くて、「先生さまさま」と言われるくらい、学校を大切にしてくれていました。体育で使うマットなんかも買ってくれましたよ。

結婚したのは一九六〇（昭和三五）年。私が鹿瀬町の奥にある豊実《とよみ》の冬季分校で教えていたとき、鹿瀬町の教育長が慰問に来たんです。そのときに一緒に来たのが夫です。どうやら私を見に来たんだそうです。夫は高校の教師で、そのとき津川高校に勤めていて、はじめは津川に所帯を持ったのね。だから、その頃も阿賀野川の魚も食べていました。

夫は津川高校からはじまり、新潟南高校、高田南高校、新津高校と勤め、最後は津川高校の校長をしました。次男だったので、跡継ぎのない小松の寺に入って、住職の仕事もしてきました。

私は、普通学級の先生を九年だけして、そのあとは特殊学級に勤めさせてくれとお願いしたんです。障害を持った子どもやその両親と話ができれば、素晴らしいと考えていました。新潟市の礎《いしずえ》小学校には言語障害の学級があったんですね。そういうことを知って、情緒障害や言語障害について勉強したくて、燃えていたんです。

当時は、四〇歳になると「ババ」と言われていたんですよ。私も小学生の子どもが二人いたんですが、三〇代のうちにもう一度勉強したかった。一九七六（昭和五一）年から一九七七（昭和五二）年に横浜国立大学で学ばせてもらいました。新潟県第一号として大学に勉強のため研修に出してもらったので、「県孝行しなくちゃダメだよ」と言われます。試験があって、いままでの研究成果とか、なぜ障害教育の勉強をしたいのかを書いて、合格したんです。横浜で勉強した後は、新潟大学附属病院の耳鼻咽喉科の研究室で勉強しました。

それもこれも、夫が理解してくれたからこそ。夫のおかげでやってこれたと感謝しています。

◉――水俣病なんて知られたら

手足のしびれ、こむら返り、疲れやすい、体のバランスがとりづらい。いろいろありましたが、はじめ、水俣病はまったく意識していませんでした。床が一瞬凸凹に歪んで見えるのは乱視だからと思ったし、ももの内側がつるのは疲れやすいからだと思っていたからね。足の裏も、チクチクとトゲを刺されているような気がするし、バランスが悪くて立って靴下が履けない。とにかく足が痛い。

横浜から戻ってきた後、痛みが強くなっていたけれど、当時はそんなことで休んでいられなかったです。「学校の教員が体が少し具合悪いくらいで休んだら、そんな体の悪い人は辞めてもらう」と。「結婚や子育てを理由に、うちの近くへ転勤させてくれなんてけしからん」と。それが当たり前でした。

教職員の研修会で、校長会長が、「結婚や育児を理由に僻地から平場の学校に転勤することは許されない」、「健康な体で僻地勤務をしてほしい、体の弱い人はいい教育はできない」、「教師になりたくてもなれなくて、うしろにずっと並んで待っている人がいるんだ」と言っていた時代なんだから、「そんなに体が悪いのなら辞めてもらう」と、こう言われるに決まっている。

水俣病なんて、そんなのはおくびにも出せなかったですよ。いまと考え方が違うね。校長には絶対服従。だから、「辞めたければ辞めなさい」と言われればね。いまは変わってきてるけれど、あの頃は厳しかった。

ましてや女の先生っていうのは、男の先生に比べて、何にもできないみたいな雰囲気。屋根にものぼれないし、雪下ろしもできないし。そういうふうに思われていたから。

だから、学校で校舎をまわっていて歩けなくなることがあっても、壁に貼ってある子ども新聞を見ているふりをして。用もないのにトイレに行ってマッサージしたり。運動会の用具係をよく担当させられていましたが、「あの人、体どこか悪いのではないか」、「いつも休んでばかりいる」、「いつも軽いものばかり持っている」、「腰かけてばかりいる」なんて言われないように、いつもまわりに気を配っていました。

朝方のしびれがひどくてね、夫にも言えず、つかまったり、這ったりしていたこともあるの。足の裏に、いつもガムテープが張り付いているような感じです。車を運転していても、太ももから脛《すね》にかけて足がつることがあって、そのときはいったん車を路肩に停め、治まるまでゆっくり息を吐きながら、両手で足のマッサージをしていました。

職場が安田町の小学校になったとき、ほっとしたのか、また足がつるようになった。でも、「水俣病はうつる」、「遺伝する」と言われていました。学校に勤めていて、「うつった」と言われたらどうなるか。絶対、水俣病であるとは言えないと思っていました。きちんと水俣病の話をお医者さんに聞きに行きたいけども、聞けば、「どこの学校の」、「誰が」ということになる。絶対に口を開いちゃダメだと思っていたの。

やっとつかんだ教員の道。後ろ指さされて、学校の教員でいられなくなるようなことにはしたくなかった。

◆ご恩は返さなければ

◉――退職後に「水俣病かな」と

一九九八（平成一〇）年に退職して、二年間、新津市（現・新潟市秋葉区）の教育カウンセラーをしました。そこも退職して、小松に住むようになりました。新聞やテレビのニュースを見て、「私も水俣病なのかな」と思いました。体もだんだん悪くなり、「変だ、変だ、変だ」と。

でも、患者だと知られた人は、同じムラの人から後ろ指をさされ、「あのひと〝水俣様〟なんだって」、「お金欲しさだよ、あれは」と言われていました。退職後に「自分は水俣病だ」と言えるようになるかと思ったけど、そうでもなかったですね。

二人の子どもたちも、体調が悪いのに気づいていたのか、よく手伝いをしてくれていました。現役のときは、受け持っていたクラスの子どもたち、かかわった子どもたちは、よくできていて、「先生、足痛いんだろ、オラたち野球してるから」、「ドッジボールやってるから、体育館の隅のマットで寝てれ」なんて言ってもらって。

水俣病だなんて、その頃は私も思わなかったし、まして子どもらも知らなかった。でも、体調が悪いのはわかっていた。「先生は走ったりできない」、「体育の授業なんて、したくてもできない」。最初は、若い頃はやってたんだけど、とってもダメで。そういう状況を子どもたちはわかってくれて、「おらたち、ケガしないように、いい子になってやってるから、先生休んでなさい」、「腰かけて見てればええがね」とかね。

その子たち、結婚式とかに呼んでくれて、いまだに「俺の作ったスイカだ」、「トマトだ」って、持ってきてくれます。男の子が多いです。「その後、足どうだ」とか言って気にかけてくれるから申し訳ない。

◉――「語り部だけは」とは言えなかった

「検診を受けてみない？」と言ってくれたのは、同じムラの権瓶晴雄《ごんぺいはるお》さん（＊4）です。庭師をしていて、お寺の松の剪定《せんてい》とかで毎年来ていて、あの方に言われたのが最初です。「足、しびれたり、つったりする」って言ったら、「それ、間違いねわね」って。「あれだけ魚食べたろがね」って言われて、「そだね」と答えました。それで沼垂診療所の関川先生のところに連れて行ってもらった。あの方が言わなければ、まだ私、水俣病の診察に踏み切れていなかったかもしれないですね。

ノーモア・ミナマタの裁判には、夫婦で原告になりました。それからは、阿賀野患者会の活動にも参加してきました。足が悪いときは、東京でもどこでも、ほんの二、三人で行くんだから、ちょっと腰おろして休めばいいし、次の電車でもいいからと、行くようにしています。東京で障害教育についての学会があるんですが、年に何回か出ていますし、阿賀野患者会でも言われれば行くようにしています。鉢巻きして座り込みはしたことないけど、東京の四谷《よつや》あたりにも行ってきました。そういうふうに阿賀野患者会にご恩を返さないとダメだと思っています。だって、世話になったときばっかりで、あと知らんぷりでは、人間でないもんね。「私、水俣病なんです」なんて言いたくもないし、まだそれは壁がある。でも、出るところに出ればね。

＊4　**権瓶晴雄**〔ごんぺい・はるお〕……一九三〇（昭和五）年、安田町（現・阿賀野市）小松生まれ。「新潟水俣病被害者の会」副会長を務め、小松集落の潜在患者発掘に尽力。語り部も務めた。二〇一一年に逝去。

語り部はね、頼まれたときに、「それだけは勘弁してくれ」と言いたかったんですが、「やります」と言ってしまいました。子どもたちの引率の先生が、知っている先生という場合もあるから、嫌でした。でもね、実際にやってみると、かつての同僚の先生もちゃんと挨拶してくれました。

人間ね、何か世話になったら、もらいっぱなしで死んでいくのではなく、お返しできるものがあったらお返しする。そういう気持ちで語り部をしています。

◉──水俣病だと言えなかったわけ

なんで「水俣病だ」と言えなかったのか。退職したいまなら言えます。

言えなかったのは、まだ私が中学生だったときから、どうしてもなりたかった学校の教師を辞めるようなことにしたくなかったから。

どうして教師になりたかったか。大嫌いな教師に会ったからです。当時、同じクラスにいた子どもの連絡帳に、担任の先生は「目ヤニがついていた」、「ハンカチがない」、「基本的なことを、親としてしてください」、そんなことしか書けなかった。なんで子どもに寄り添えないの？　なんで一人ひとりの心を見てくれないの？　ああいう先生にはなりたくない！　なら、どんな先生になるのか。夢は「一人ひとりの子どもの心と向き合える教師」でした。

女の子は義務教育で十分と言われていた頃です。それなのに、教師になりたくて、奨学金をもらって、魚の粉とお水でお昼を過ごしたんです。そこまでして、なりたかった教師でした。

◈痛みのわかる人に育ってほしい

◉——語り部で子どもたちに

「語り部だけは勘弁してくれ」と言えず、子どもたちに水俣病の話をするようになりました。「感じてきたことを話してください」、「体験したことをそのまま話してください」と言われて、自分が育った分田のこと、川魚をどう食べたか。小松なんかもそうだけど、阿賀野川の川魚を食べてきた人は、慣れ親しんだものだから、海の魚より川の魚が好きだとか。お弁当にも毎日、川魚が入っていて、あんなにおいしく食べたものが、こんなことになるとは誰も思わなかった、そういうこととか。

将来の夢が学校の先生で、奨学金をもらって助かったとか。話すだけでなく、痛くても我慢していたとき、どんなふうだったか、ちょっと実演したりもします。

話を聞いてくれる子どもたちは、「どうして校長先生に『足、痛くてダメだから、休ませてくれ』とか、『病院やらしてくれ』って言わなかったんだろ」って、疑問に思う。「そうだよね、でも言えなかったの」って。なぜ言えなかったかっていうとね、あれほど学校の先生になりたかったのに、「そんな体なら辞めなさい」と校長先生に言われるかもしれない。それから、「水俣病はうつる」とか「伝染する」とか、「遺伝する」とかって言われた。もし、私の受け持ってるクラスの子どもに水俣病がうつったらどうなるんだろうって、怖くて医者に行けなかった。医者に行ったら、教育委員会にも学校にもみんな知れわたる。だから我慢してたとか。そんな話をわかりやすく、二、三の実例を挙げて話すようにしています。

◉——水俣病を「正しく」理解してほしい

水俣（病）のことなんだけど、やっぱり「正しく」理解してほしいですね。水俣病に効く薬はあるのかどうか。それは治るんだろうか。どういう病気なんだろうか。

いま、子どもの作文コンクール(＊5)で審査員をしていますが、「大きくなったら水俣病が治る薬を私は作りたい」なんて作文、書いてくれる子がいるんですよ。でも、水俣病は薬では治らない。だから水俣病を「正しく」理解してほしいですね。「正しく」理解してないから、うつるんだとか、遺伝するんだとかいう話になっちゃう。

子どもたちには「正しく」理解してもらいたい。「正しく」行動してもらいたい。思いやりとか、痛みのわかる人に育ってもらいたい。やっぱり、根本は人権にかかわるものです。差別とはそういうもんです。わかりもしないで、「あの人、水俣病のふりしてるんだ」とか、「金目当てだ」とかって、いかに人を傷つけるか。そのことに気づく子どもになってほしいし、人間愛のある子どもを育てたい。そういう子どもになってもらいたい。戦争でも何でもそうだけども、ずっと後世まで伝えて残していってもらいたい。

新潟水俣病の公式発表から五〇年、「環境と人間のふれあい館」に新潟水俣病の碑(＊6)ができます。それなんか、すごくいいことだなと思っています。これからは、水俣病だけでなく、川を汚さないとか、食べ物の安全など、環境問題にも関心を持ち、物事を「正しく」知ろうとする力、そして考えて行動できる力が欲しいですね。

＊5　**新潟水俣環境賞作文コンクール**……新潟水俣病第二次訴訟の和解後、水俣病の教訓を生かした事業として、「新潟水俣病被害者の会」などが一九九九年から実施。小・中学生が対象。

＊6　**新潟水俣病の歴史と教訓を伝える碑**……「阿賀野川を平和で豊かに　新潟水俣病の歴史と教訓を伝える碑」。新潟水俣病公式確認五〇年事業として、新潟県や患者団体からなる「新潟水俣病公式確認五〇年事業実行委員会」が「環境と人間のふれあい館」入口前に建立。二〇一六年三月三〇日に除幕式が行われた。裏面に碑の説明文が刻まれている（一八二頁参照）。新潟水俣病に関する碑の建立はこれが初めてである。

◈新潟水俣病の歴史と教訓を伝える碑（説明文、二〇一六年）

新潟水俣病は、昭和電工株式会社鹿瀬工場から阿賀野川に排出されたメチル水銀が食物連鎖で川魚に取り込まれ、それを人々が多食したことで発生した公害病で、一九六五（昭和四十）年に被害が確認されました。／一九五六（昭和三十一）年に熊本県で水俣病が確認されてから九年後に発生したため、第二の水俣病ともいわれます。

高度経済成長期、我が国が豊かで快適な社会の実現を追求してきた一方で、この公害の発生により、平穏に暮らしてきた人々にとって予想もしなかった甚大な被害が生じました。

被害が確認されて半世紀を経た今日において、いまだに訴訟による解決を求めなければならない状況が続いており、被害の全貌も明らかになっていません。健康上の不安や経済的な不安を抱える人、いわれのない偏見や中傷に苦しみ被害の声をあげることのできない人も存在しています。／公式確認から五十年の節目に当たり、私たちは、このような悲惨な公害を繰り返してはならないという思いを後世に引き継ぐとともに、美しく恵み豊かな故郷を守っていくことを誓い、この石碑を建立します。

（平成二十八年三月　新潟水俣病公式確認五十年事業実行委員会会長　新潟県知事　泉田 裕彦）

8

しびれが出た頃からの爪はとってある

語り部・曽我《そが》 浩《ひろし》さん

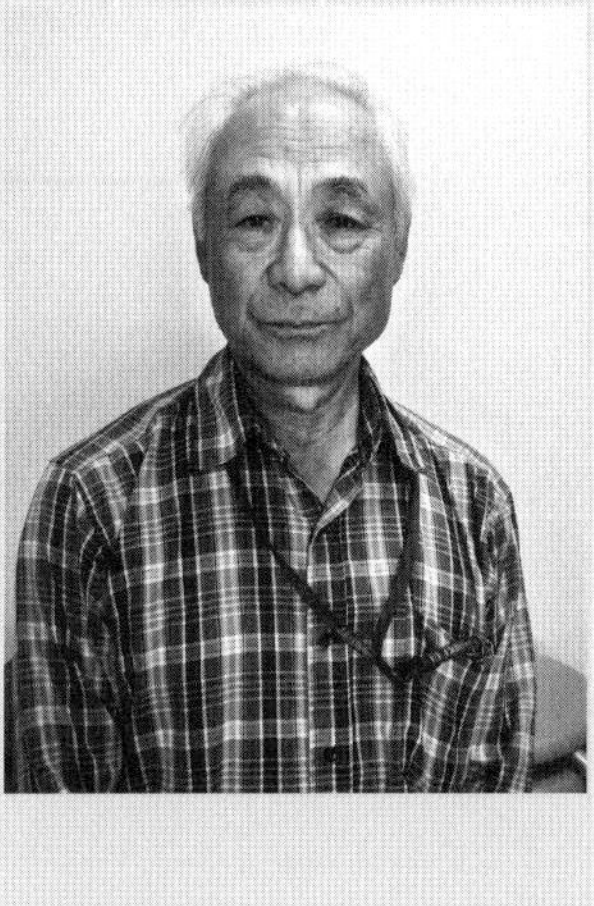

❖ **曽我　浩さん**［そが・ひろし］

一九四七（昭和二二）年九月に豊栄町《とよさかまち》（のちに豊栄市、現・新潟市北区）の長場《ながば》で専業農家の八代目に生まれる。豊栄町の水道課に就職し、以降、兼業農家として生計をたてる。阿賀野川のそばで四二年間働く。

水道課（のちに新潟市水道局）を退職後、水俣病の認定申請をする。棄却された後、「ノーモア・ミナマタ新潟全被害者救済訴訟」の第八陣原告となる。農業のかたわら、二〇一五年から語り部の活動を始めた。

写真撮影が趣味で、新潟水俣病第一次訴訟のときには、カメラマンとして、新潟水俣病被災者の会の副会長をしていた伯父とともに行動した。

◈第一次訴訟を見てきた

◉——阿賀野川の水で給料をもらっていた

専業農家に生まれて、私は八代目です。（旧豊栄町《とよさかまち》）長場《ながば》は、私の先祖が住みつく前は、誰も住んでいなかった場所です。沼地でした。阿賀野川は、信濃川と河口が一緒だったのを、江戸時代に砂丘を崩して阿賀野川をまっすぐにしたんです。干上がったところに住みついた人の中に、うちの先祖がいたらしい。

私が高校を卒業する一九六六（昭和四一）年頃は、ちょうど「生活が膨らんできた時期」です。豊かになったと言う人もいるが、そうではない。生活が拡大して、百姓だけでは生活ができなくなったですよ。少し前までは専業農家で後を継いだが、私は兼業農家になった。このへんでは早いほうでした。

豊栄町の水道の仕事で、四二年間、阿賀野川のすぐ脇で仕事をしてきました。水をつくって、一般家庭などに水を送る仕事。水道は団体職員になるから、水道料金で事業を運営します。独立採算でやっているんですね。阿賀野川の水を売って給料をもらってきたんです。

仕事は盆も正月もなく、三交代制でやっていました。三日働いて一日休み。四日に一度の休みは多いほうだったでしょうね。毎日、阿賀野川の水を見て仕事をしてきました。

同時に、水俣病には早い時期からかかわってきたと言えるかな。あの頃、四日市ぜんそく、イタイイタイ病がマスコミでも取り上げられたし、もちろん水俣病についても公表されていた。水道水をつくっていたので、水の中の不純物とか有毒物質がどうなるか、関心があったんですよ。自分で水の汚染のことを調べていた。

水俣病が起きて、「水道の水を飲んでも大丈夫か」という市民からの問い合わせが来たこともあったね。水俣病は食物連鎖だから（食物連鎖で魚の体内で凝縮された高濃度の水銀を人体内でさらに凝縮することで発生する）、水を飲んでも大丈夫（水からは水銀が検出限界値以下）。

それにしても、新潟水俣病の公式発表があったとき、どうして熊本に水俣病が起きたのに、新潟でも起きたのかと疑問に思ったですよ。熊本の教訓を全国に発信していたら大丈夫だったのに。

◉――カメラを通して第一次訴訟にかかわった

実はね、新潟水俣病の第一次訴訟の原告のみなさんと一緒に動いていたので、早い時期から水俣病の資料や学者の論文を見ていました。私も二〇歳くらいから水俣病にかかわって、支援していたんですよ。カメラを通して、映像で訴える活動をしていました。

写真は中学のときからやっていて、ミノルタの一眼レフ。中学・高校は花や風景の写真、社会に出てからは仕事をしている人の写真を撮ってきました。漁師さん、船乗り、働いている人、露天の商売をしている人。「働く」ということを通して、生きていく人間の原点を見たいと考えていました。その一環として水俣病もあった。

写真を撮るときは、すぐにカメラを向けると緊張するから、酒を飲んで気心が知れてからカメラを出したもんです。そうでないと、いい表情は出ない。水俣病も同じ。ありのままの姿を撮ろうと、時間をかけたんですよ。いい写真をとるのは時間がかかるんです。

日本リアリズム写真集団(＊1)に入っていて、写真家の桑原史成《くわばらしせい》(＊2)と一緒に勉強会をしたり、ユージン・スミス(＊3)なんかとも交流があったんだ。カメラを通して、いろいろな方とお付き

＊1　**日本リアリズム写真集団**……一九六三（昭和三八）年設立。プロおよびアマチュアの写真家、評論家、編集者などで構成する創造運動体。付属の写真学校として「現代写真研究所」を開設している。

＊2　**桑原史成**［くわばら・しせい］……一九三六（昭和一一）年生まれ。フォト・ジャーナリスト。一九六〇（昭和三五）年から水俣病をテーマに取材を重ね、多くの写真集を出版している。

＊3　**ユージン・スミス**［Smith, William Eugene］……一九一八年生まれ。アメリカの写真家。一九七一（昭和四六）年に来日して水俣病をテーマに取材を重ね、写真集を出版。新潟水俣病の第一次訴訟判決も取材している［坂東 2000: 123］。一九七八年に逝去、五九歳。

合いしてきたね。

伯父は（第一次訴訟の）原告の副会長をやってたんですよ。新潟水俣病被災者の会のね。橋本十一郎《じゅういちろう》（＊4）です。伯父にくっついて、新潟水俣病共闘会議の事務所にもよく行ったものです。平日の休みが多かったので、一緒に動けることがあった。弁護士さんとともに一緒に聞き取りに行ったりね。昭和電工の裏山に行ったり、現地調査とか、写真集団の運動の一環で、一緒に動いていました。

水俣病の支援団体にはかかわっていないですが、自治労（＊5）として水俣病を応援したときもあります。労働組合の動員は数の力になったね。

◉——伯父は人のやらないことをする人だった

うちは阿賀野川から三、四キロくらい離れたところにあるんだが、伯父が早い時期から自動車に乗っていたもんだから、よく魚を持ってきてくれました。

持ってきてくれた魚は、フナとかコイは味噌汁、吸い物、甘露煮とかにしてね。福島潟《ふくしまがた》（＊6）の人は川魚を焼いて食べるが、阿賀野川から離れると煮て食べるのがほとんどだね。あまり焼かなかった。うろこをとって、適当な大きさに切って、味噌汁に入れたんです。いっぱいあったときは味噌煮にして、骨ごと食べたもんです。骨も、何日も煮るとやわらかくなるんです。

私もよく、伯父の家に行っていました。自転車屋をしていたんですよ。でも、あんまり家にいない人だった。福島潟の漁業組合の理事をしていて、阿賀野川でも入漁権で魚をとっていました。とった魚を自転車屋でも売っていた。店に水槽があって、そこに魚を入れていて。私も伯父と一緒に川に魚をとりに行ったことがありますよ。一つ年上のいとこがいて、そのいとこと仲が良かったんです。

伯父は軍隊では自動車部隊にいましたからね。軍隊で自動車を運転していましたから、かな

＊4　橋本十一郎[はしもと・じゅういちろう]……一九一〇（明治四三）年生まれ。第一次訴訟時は「新潟水俣病被災者の会」副会長。一九六五（昭和四〇）年八月二三日に新潟大学病院に入院、毛髪水銀は三一九ｐｐｍ。新潟水俣病第一次訴訟では第三陣で原告となる。福島潟漁業協同組合の理事を長く務める。阿賀野川では入漁権で川魚をとる［渡辺・橋本ほか 1973］。一九九二年に逝去。

＊5　自治労……全日本自治団体労働組合。一九五四（昭和二九）年結成。自治体職員や公社・事業団など地方公共サービスの担い手が加入する労働組合。活動の一つに社会正義の実現を掲げる。

＊6　福島潟[ふくしまがた]……新潟市北区（旧豊栄市）に位置する潟（湖沼、ラグーン）。面積は二六二ヘクタール。国の天然記念物であるオオヒシクイをはじめ、二二〇種類以上の野鳥が飛来するため、国指定福島潟鳥獣保護区（集団渡来地）に指定されている。水生・湿性植物など四五〇種類以上が確認されているほか、オニバス（＊8）の北限の地でもある。ミズアオイ、ミクリなど全国的に希少となっている植物もみられる。周辺部に、福島潟の文化を学ぶ「ビュー福島潟」と「環境と人間のふれあい館」が立地する。

り早いんですよ、自動車に乗っていたのは。誰も車を持っていない時期に車を持っていたね。もっとも、商売で使うのはトラックでしたけどね、自転車を運ぶのに。

やっぱり新しい物が好きだったみたいな。人のやらないことをしたこともあったんですね。ほかの人がやらないから、それで裁判闘争やったり。

面倒見も良かったですかね。とった魚をあちこち配ってあげてたりね。まわりに人が集まる人でしたね。いろんな人がいましたけど、いつも誰かがいたような気がしますね。

◉──誰も責任をとらないのはおかしい

裁判（第一次訴訟）をしようという頃ですかね。いまでも覚えてますが、阿賀野川の左岸にある津島屋で、重症患者の方を訪ねたときです。私たちが行くと、手を握って、「俺をこんなにした奴らを許さないから、あなたたちで何とかしてくれ」と、開けられない口でやっと言っているんですよ。当時、昭和電工は「自分たちは全然関係ない」って開き直っていたでしょ。こんな被害者がいるのに、手を差しのべないのはおかしいと思った。こんなことして許せないと思いましたね。誰も責任取らないって、おかしいじゃないですか。原因があって結果があるんですからね。

私の伯父は自民党の保守本流のガリガリでね、最初の頃は足をひっぱっていたと思うんです。

近喜代一《ちかきよいち》さんたちが「裁判しかない」って言っているときも、自分が新潟県知事の塚田十一郎《といちろう》と話してまとめるってね。自分たちで仲間つくって分裂してたんですけど、うまくいかなくなったんですよね。どうやってもうまくいかないから、ひっくり返って共闘会議の仲間になったんですね。ひっくり返って、裁判闘争まっしぐらになった。最初は「裁判をしても勝てるわけがない」と言っていたのにね。近さんとも仲良くなって。そんなこんなで、新潟は一致団結してやったから、裁判になるのも早かったですよ。

◈切った爪を残していた

◉——最初の症状は二三歳のとき

私は、はじめに症状が出たのは二三歳頃です。仕事中、日報を書くとき、手が震えて字が書けなくなったんですね。読めないくらいの乱れになった。どうしても書かないといけない書類は、同僚の人に書いてもらったりしました。病院で診てもらったが原因がわからない。そのうちに治ったんですね、一か月くらいでしたでしょうか。また、書けるようになりました。

まさか自分が水俣病に被災しているとは思っていませんでした。患者さんのところをまわっていて、話せない、寝たきりの人とかを見ていたから、見た目にもひどい症状が水俣病だと思っていました。つまずいたり、転んだり、ケガしても、単に自分はおっちょこちょいだと思っていました。

だから、そのときも、水銀の影響だとは思わなかったんですが、疑ってはいたんですね。しびれた頃からの爪はとってあるんですよ。調べてはないんですけど、切った爪が何年分かあるんですよ。万が一のために。爪の話はいままで誰にもしなかったけど、フィルムのケースに入っていて、下から古い順になっています。一つずつピンセットで取って比べていけば、もし水銀が爪から検出されればね、わかるんですよね。

◉――体長三〇センチ以下は大丈夫だと聞いていた

小学生のときから川魚を食べて、勤めてからもいっぱい食べました。職場に浄水場の沈殿池があって、そこは滅菌処理をしていなかったので魚が育つんです。その魚をしょっちゅう、とって食べました。一年に二、三回、水を抜いて沈殿池を掃除するんです。そのときに魚をとったり。体長三〇センチ以下は大丈夫だと聞いていたから、二〇センチくらいのを塩焼きにしてました。

一九六六(昭和四一)年から浄水場のシステムが変わる一九七〇(昭和四五)年くらいまで、いっぱい食べました。その頃の魚は水銀濃度が下がっているから影響ないということだったけど、私が食べていた沈殿池の川魚は調べていないからどうだかわからないと思っています。

私はノーモア・ミナマタ裁判で、子どもの頃から魚を食べていたので水俣病の影響を認められたが、「仕事中のことは書かないでください」と言われ、この話は裁判の中から消えています。ノーモア・ミナマタ裁判では、一九六五（昭和四〇）年（新潟水俣病公式発表）以降に川魚を食べていた患者もいます。私も、一九六五年以降に食べた沈殿池の川魚で水俣病になったのではないかと疑いを持っているんです。

◉——定年退職するまで黙っていた

二三歳くらいのときに手がしびれたあとは、やっぱり三〇代かなぁ、症状が出たのは。ちょっとはっきりはわからないです。二〇代からも転んだりしてたような気がしますけど。転びやすく、……そうですね、よく転ぶし、傷だらけ。雪ですべって転んだときに、手が出ないで、筋が三つ切れたこともあります。三〇代から、しょっちゅう転ぶし、果樹の木にも頭をぶつけています。四〇歳くらいに、完全におかしいなと思った。

手がまたしびれだしたのは五〇歳くらいかな。そんなに強いしびれじゃないんですけどね。しょっちゅうというわけではなかったし。現在はしょっちゅうしびれてますね。二四時間というわけではないですけど。しびれというのは、正座して足がしびれたときの弱い感じですね。

表面がヒリヒリするとか、そんな感じ。

それと、反射神経が鈍いんですね。車、運転してても、左側から来る車がよくわからなかったり。調べると、視野とかはちゃんとあるんですけどね。だから目だけで見るんじゃなくて、首もまわして確認するようにしています。それと、食事のとき、お箸が合わないときがある。私がご飯食べたあとは、あちこちこぼしてあるの。だんだん悪くなりますね。若い頃からあった気がします。ほかの人よりもこぼすな、と思ったことがあります。つまんだつもりでも、力が入っていないのか。だから食器をなるべく下まで持ってくるんですよ。こぼしても大丈夫なように。なるべく茶碗とかお椀を持って食べるようにしてますけど。

でも、症状の話っていうのは、六〇歳で定年退職するまではしなかったです。私が症状のことを話し始めたのは仕事を辞めてから。ラジオとか新聞で繰り返し「検診を受けませんか」と言っているのを聞いて、検診を受けました。それまで申請できなかったのは、仕事やら家族のことがあったからです。ちょうどその頃、子どももみんな結婚して独立したので、支障やこだわりはなくなった。やっぱり患者さんで被害者として出てこられないのは、子どもさんの就職、結婚のこととか、「金目当て」と言われることが原因ですよね。

認定になると、たしか補償は一五〇〇万（円）に月に年金十数万（円）か。私らノーモア・ミナマタ裁判のときは、年金がなくて、一時金は二一〇万円でしたからね。たいした金額じゃないです。二一〇万円のうち、弁護士費用を払って、実際に受け取ったのは一八〇万円くらい。そんな額のお金で嫌な思いしたくないって、出てこない人はたくさんいるんですよ。

◉――自分のためだったらできない

実際に検診を受けたのは下越《かえつ》病院ですが、私が自分自身の水俣病被害を訴えたのは、沼垂診療所の自主検診運動がきっかけです。沼垂診療所はじめ、みなさんがボランティアで水俣病の対策を求めているのを見て、やらなくちゃと思った。阿賀野患者会の姿勢というのは、みんなのためにということです。私だって、自分のためだったらできない。患者会で頑張っても、地位も名誉もお金も入ってこない。みんなのためだからできる。

両親も、私と同じで、伯父が持ってきてくれた川魚を食べていた。だから、もしかしたらそうではないかと思っているんです。父は魚をきれいに食べていた。カラスまがり（こむら返り）や、しびれもあった。父はもう亡くなりましたけど、母は生きています。五人きょうだいで、川魚が好きだったのが長男の私ともう一人、三番目の妹。でも、妹には言っていないです。ちょっと遠くに、新潟県外に住んでいますし、なかなかそういう話はできないもんです。

ちょうど、最初にしびれがきた二三歳のときに結婚して、二年後に生まれた子どもがいるんですが、子どもにもそういう話はしていない。新聞に載ったこともあるので、わかっているとは思うけれど、面と向かっては言っていないです。検査するときも、裁判するときも、何も言っていない。言えば反対されると思っていたもんだから。

でもね、私の出番があればやる。そう考えてきたんです。語り部も、まわり見渡せば私くらいしかいないから、引き受けました。もっとも、いまは自治会長をしているし、農民組合の産直センターの理事長とか、新潟県の母親大会の助言者とかもあるし、農作業あるから語り部ができないときもあります。

子どもは「あんまり頑張らなくてもいいよ、お父さん」なんて言ってくれています。近所の人も、テレビに出たのを写真撮って持ってきてくれたり、応援してくれています。

◈オニバス（鬼蓮）のようでいい

◉――農業をしながら考える

農業は、米が主体です。農作業で目がかすむんですね。昨日も米の選別していて、ずっと見ていたが、ぱっと見えなくなる。焦点がぼやける、かすむんでしょうかね。農作業していて困るのは目が一番です。

米のほかに、趣味道楽で果樹をつくっていますがね。米は休みの日でできるが、果樹はそうはいかないから。リンゴ、梨、キウイフルーツ、栗、梅、なんでもあります。親の代は桃だけだったんですけどね。

最近はネオニコチノイド系農薬（＊7）の関係で、リンゴ、プラムはまるっきりダメ。受粉してくれるミツバチが飛ばないからね。二〇一五（平成二七）年にネオニコチノイド系の農薬規制を緩くしたでしょう。その関係でしょうね。神経毒だから、乳幼児にとくに強い作用を与えて、脳機能を低下させる可能性もあるというんで、ヨーロッパでは結論が出るまで禁止なのに、日本は規制を緩くしてしまった。一般家庭でも使われている。

ミツバチがいなくなる。これはもう、たいへんなことですよ。大根、白菜、キャベツなど、野菜は三割くらいミツバチで受粉しているのにどうするか。それで、農民組合でも（ネオニコチノイド系農薬を）米に使わないようにしようと話しているんです。米粒の一〇〇〇分の一に虫食いあると等級が下がるんですが、いまは色のついた米を機械ではじくから等級が下がること

＊7　**ネオニコチノイド系農薬**……昆虫に選択的に作用する神経毒性を持つが、人体には安全であるとして、人体への毒性が指摘される有機リン系農薬に代わり開発・使用されるようになった。使用拡大とともにハチがいなくなる蜂群崩壊症候群が指摘され、生態系に大きな影響を与える可能性があるという観点からEU諸国では予防原則に基づき使用規制へと動いている。近年は人への影響も懸念されている［木村－黒田ほか 2010; 佐治 2015］。

もない。少しくらいの虫食いなら、田んぼに使わないほうがいい。

◉——身の丈にあった循環型社会を

語り部はね、二〇一五(平成二七)年の四月くらいから始めたけれど、一番最初は小学校の先生ばかりが集まったところで話をしました。「子どもたちに正しい環境について学んでもらって、将来変な食品がはびこったり、毒物を流す会社が出ないように子どもを教育してもらいたい」と伝えました。「環境を守る大切さを学んでもらいたい」と話しました。二度目は大学生に対してで、「科学的立場に立って世の中を正しい道に導いてほしい」、「御用学者がいるが、そういう人にならないように」と話しました。

実はね、孫が小学生で、孫の通っている小学校だけは受け持たせないでくれと言っていたんですが、最初に小学校の先生ばかり集まったところに、孫を受け持っている先生がいたんですね。そのときは気がつかなかったんですが、自治会と学校とが一緒になって行う防災訓練で学校へ行ったら、「この前はありがとうございました」と言われました。

語り部をしていて願うのはね、やっぱり、環境を守って循環型の社会ができるようにしてほしいなということですね。原子力エネルギーだってそのうちなくならなくちゃならないし、石油・石炭もなくなりますから。そうなっても、ちゃんと成り立っていけるような社会をつくることが大切だと、私はそう思ってますね。江戸は外からほとんど何も入れないで、リサイクルして、三〇〇年頑張ってきたんですね。そのかたち（循環型社会）が理想だと思うんですね。そういうことに近づけていけたらいいなと訴えていきたい。公害問題も起こしたんだから、身の丈を知って、その範囲内で国をつくっていかなくてはならないと。

福島潟にオニバス（鬼蓮）（*8）があります。私たちは「ドンバス」って言います。環境保健課でドンバスの育成の仕事をしていたとき、この種を希望者に分けたんです。あれはね、広いところで作れば一メートル五〇センチくらいになるんだけど、洗面器で作れば洗面器の大きさにしかならないんですね。器の範囲でしか成長しないんですよ。器の大きさで、きちんと花を咲かせるし、種もなる。オニバスはまわりに障害物があると大きくならないんですよ。人間がまわりの植物の葉を切って大きくする。ひとりでに大きくなることはない。

私たち人間もそれを見習いたいなってね、オニバスを見て、常に思ってるんです。環境を破壊して、人間は生きていけないってことを、しっかりと考えていってほしいですね。空気、水、土、大事に守っていただきたい。将来に続いていく社会を守っていきたいということですね。

＊8　オニバス［鬼蓮］……スイレン科の一年生の水生植物。全体に大きなトゲが生えており、「鬼」の名が付けられている。環境省のレッドリストで絶滅危惧種Ⅱ類に指定されている。

水俣病が起こった頃から、生活がどんどんと膨らんできたわけですが、環境という器《うつわ》っていうのは、なかなか大きくできないんですよ。一定のところで終わるんです。みなさん、錯覚していますがね。成長路線、成長路線と言っているリーダーがいますが、成長なんか、いつまでも続くわけないんですよね。どこかできちんと自覚しなくちゃ。

オニバスをね、私も育てたことがありますから、わかるんです。オニバスはちゃんとそこの空間で花を咲かせる。ほかの植物と共存できるんです。人間がまわりの障害物をどけないと大きくならないんですよ。経済も自分だけ大きくなろうとしたら、まわりのものをどけなくてはならない。共存するには、それなりの大きさというものがあるんです。

解説1　語り部たちの新潟水俣病

関　礼子

五〇年前の事件の被害を抱えながら、いま、同じこの時を新潟水俣病の語り部たちは生きている。彼／彼女たちは、何を、何のために語っているのか。その語りは、これからの五〇年を見据えたときに、どんな羅針盤となるのか。新潟水俣病の教訓を、どう学び、どう生かすことができるのか。ここでは、新潟水俣病をとりまく長く複雑な時間のなかで、個々の語り部が、どのように位置づけられるかを示しておこう。

◉——阿賀野川の近代化と新潟水俣病

ダム建設による電源開発で阿賀野川の近代化がはじまり、豊富な電力に惹きつけられて、一九二九（昭和四）年に昭和肥料鹿瀬《かのせ》工場でカーバイド生産が始まった（翌年、石炭窒素生産開始）。

一九三六（昭和一一）には、昭和合成化学工業鹿瀬工場で水銀等を触媒にしたアセトアルデヒド生産も開始される。両社が合併して設立されたのが昭和電工である。最盛期に二〇〇〇人以上の従業員が働いていた鹿瀬には、社宅が建ち並び、売店や映画館もあった。山あいの文化発信基地の賑わいだった［沖田 1997］。

鹿瀬工場からの排水は阿賀野川に流される。時折、残滓や汚濁水が川魚に被害を与えた。一九五九（昭和三四）年には、工場裏山のカーバイド残滓捨て場が決壊した。阿賀野川に大量の残滓が流れ込み、全滅かというほどに川魚が死んだこともあった。だが、そうした非常時を除けば、阿賀野川は「三寸流れれば清の川」だった。メチル水銀が川魚に蓄積され、生命を奪い、健康をむしばむなど、思いもよらぬことだった。

阿賀野川が近いから川魚をとって食べる。行商に歩く。川魚をご馳走し、土産に持たせる。親戚に川魚を配って歩く。普通の暮らしのなかで、阿賀野川と親しい関係にあった流域住民が、水俣病の被害を受けることになる。

一九六五（昭和四〇）年六月一二日、新潟水俣病の発生が公式発表された。患者は阿賀野川下流の新潟市や豊栄市《とよさかし》に集中していた。小武節子さん（1章）が嫁いだ新潟市の津島屋は患者多発集落であった。親戚や夫の同級生に漁師がおり、川魚をたくさん食べた。小武さんの家に行商に来ていた家からは劇症型の症状で亡くなった方がいた。近四喜男さん（2章）が生まれ育った新潟市の一日市《ひといち》も患者多発集落で、新潟水俣病の公表一〇日前に、近さんは父親を劇症型の水俣病で亡くしている。

◉――家族・親族を支援した第一次訴訟・補償協定の運動

新潟水俣病の発生に際し、被害者支援の動きは素早かった。公表から二か月後の八月には、「新潟県民主団体水俣病対策会議」（民水対、のちの新潟水俣病共闘会議）が組織された。そして一二月、患者らは「阿賀野川有機水銀中毒被災者の会」、のちの「新潟水俣病被災者の会」（被災者の会）を結成し、一九六七（昭和四二）年六月一二日に、初の本格的な公害裁判となる新潟水俣病第一次訴訟（一次訴訟）を提訴するのである。この裁判の原告団長を務めたのが、近四喜男さんの長兄、近喜代一さんだった。四喜男さんは、原告団長の弟として、また父親を水俣病で失った遺族として、この裁判を支えた。曽我浩さん（8章）は、被災者の会の副会長だった伯父の橋本十一郎さんとともに行動し、闘いの様子をカメラで記録し続けた。

一九七一（昭和四六）年、一次訴訟は勝訴し、昭和電工の加害責任が確定した。認定患者らによる一次訴訟は、阿賀野川下流の地域に限定されていた。それまで患者が認定されていなかった阿賀野川中・上流域から、はじめて認定患者が出たのは、判決後の一九七二年である。全流域から次々と患者が認定される状況を受けて、被害者運動は直接交渉に闘いの場を移す。新しい患者が新たに裁判を提訴して補償を得ていくのは不合理である。そこで、締結されたのが一九七三（昭和四八）年の補償協定である。水俣病に認定されれば補償協定が適用され、補償金や年金などが支払われる補償スキームがつくられたのである。補償協定締結を目前に亡くなった近喜代一さんにかわり、橋本十一郎さんが被災者の会会長代行として補償協定に署名した。

◉——第二次訴訟の提訴と和解

補償協定の締結で、新潟水俣病問題は解決するはずだった。しかし、すぐに流れは変わった。一九七一（昭和四六）年の環境庁事務次官通知「公害に係る健康被害の救済に関する特別措置法の認定について」（昭和四六年判断条件）は、有機水銀に汚染された魚を食べ、水俣病の症状のいずれかが認められ、明らかに他の原因でなければ水俣病と認定するという方針だった。いわゆる「疑わしきは認定」である（水俣病が否定できない場合は認定）。それが、一九七七（昭和五二）年の環境庁環境保健部長通知「後天性水俣病の判断条件について」では複数の症状の組み合わせがなければ水俣病と認定しない、一九七八（昭和五三）年の環境庁事務次官通知「水俣病の認定に係る業務の促進について」では医学的に水俣病である蓋然性が高くなければ認定しない、という方針に変わった。認定基準が厳格化され、認定申請しても棄却される未認定患者問題が生まれたのである。ちなみに、小武節子さん（1章）、近四喜男さん（2章）は、認定基準が厳格化される時期に申請をし、棄却になっている。

一九八二（昭和五七）年、未認定患者が「新潟水俣病被害者の会」（被害者の会）を組織し、国と昭和電工を相手取り、新潟水俣病第二次訴訟（二次訴訟）を提訴した。被害者の会の初代会長の五十嵐幸栄さんは津島屋の人であり、この集落からは最も多くの住民が二次訴訟原告に名を連ねた。小武節子さん（1章）も五十嵐幸栄さんの呼びかけで被害者の会に加わり、裁判原告になった一人である。

二次訴訟は、「公害は終わった」という風潮のなかで提訴された。一次訴訟や補償協定締結時のような世論の後押しもなく、厳しい展開を強いられた。裁判が長期化し、次々に原告患者が亡くなるなかで、「生きているうちに解決を」という切実な声があがった。長引く裁判に、第一陣原告を分離して早期に判決を勝ち取る方針がとられた。一九九二年の新潟地裁判決は、すでに水俣病に認定された三人を除く原告九一人中、八八名を水俣病だと認めた。だが、裁判は控訴され、さらなる裁判の長期化が見込まれた。

新潟水俣病発生の公式発表から三〇年。一九九五年に、新潟水俣病問題は、熊本の水俣病問題とともに政治解決へと動き出した。「苦渋の選択」の末に政府の「最終解決案」を受け入れ、昭和電工と「解決協定」を結び、翌一九九六年に二次訴訟は和解をみた。

解決協定では、昭和電工は地域の再生・振興のために新潟県に二億五〇〇〇万円を寄付すると明記された。この寄付金を原資に、新潟県は「水俣病の教訓を活かした事業」として、新潟水俣病資料館を建設することを決めた。これが、二〇〇一年に開館した「新潟県立環境と人間のふれあい館」、現在の「環境と人間のふれあい館――新潟水俣病資料館」(「ふれあい館」)である。

「ふれあい館」の開館は二次訴訟の成果である。そのため、開館当初の語り部は、二次訴訟の原告ら被害者の会のメンバーだった。小武節子さん(1章)は、「ふれあい館」が開館したときからの語り部である。近四喜男さん(2章)は、二次訴訟の原告には加わっていなかったが、被害者の会の幹事として、二〇〇二年から語り部となった。

二〇〇五年、泉田裕彦新潟県知事が「ふるさとの環境づくり宣言~新潟水俣病四〇年にあたって~」を宣言した。四〇年を経てもなお新潟水俣病問題は解決しきれておらず、他方で新潟水俣病は終わったこととして忘れられようとしているなか、「すべての新潟水俣病被害者の方々が地域社会の中で安心して暮らしていけるようにすること、多くの犠牲を生み出したこの悲劇を未来への教訓として活かしていくこと」を、行政運営の指針に掲げたのである。

二〇〇八年、新潟県は「新潟水俣病地域福祉推進条例」を策定した。条例の趣旨は、新潟水保病に対する偏見や中傷をなくし、地域の再生・融和を進め、新潟水俣病被害者を地域社会で支えるという点にある。また、条例では、「新潟水俣病の原因であるメチル水銀が蓄積した阿賀野川の魚介類を摂取したことにより通常のレベルを超えるメチル水銀にばく露した者であって水俣病の症状を有する者」は、公害健康被害補償法（公健法）で水俣病に認定されているか否かを問わず「新潟水俣病患者」であると定義されており、流域市町と連携して独自の施策を推進している。

他方で、二〇〇七年には昭和電工・国・県を被告とした新潟水俣病第三次訴訟が提訴される（二〇一六年現在も高裁で係争中）。二〇〇九年には「新潟水俣病阿賀野患者会」（阿賀野患者会）のメンバーが、昭和電工・国を被告とした「ノーモア・ミナマタ新潟全被害者救済訴訟」（いわゆる第四次訴訟）を提訴し、二〇一一年に和解する。和解後に新たに語り部に加わったのが、阿賀野患者会の山﨑昭正さん（3章）、小町ゆみ子さん（4章）、山田サチ子さん（5章）、立川小三郎さん（6章）である。新潟水俣病発生の公式発表から五〇年が経った二〇一五年には、さらに、阿賀野患者会の稲垣シズヱさん（7章）、曽我浩さん（8章）が語り部に加わった。

解説2　被害の社会的承認と修復的ポリティクスとしての「対話」

関　礼子

◉――語り部の制度化――被害の社会的承認

語り部とは「語らい部」ともいい、古代、口承で史時を語り伝えることを職とした品部《しなべ》のことを指す。昔から語り継がれてきた民話や歴史を、口承で、いまに語り伝える人のことである。転じて、社会的な出来事を見聞きした人、当事者となってしまった人が、自らの経験や想いを伝える場合に、その人を語り部と呼ぶようになった。語り部という場合は、制度化された語り部を指すことが多い。制度化された語り部とは、語り部としての属性を持ち、社会のなかですでに承認された価値を語ることが求められる、定式化された存在である。本書でいう新潟水俣病の語り部も、「環境と人間のふれあい館」(「ふれあい館」)を通して口演を依頼し、語りを聞くことができる、制度化された語り部である。

語り部が制度化される以前、新潟水俣病を語ることは、被害を訴えることであった。一次訴訟の原告の語り、補償協定の締結を求める「新認定患者」と呼ばれた患者の語り、未認定患者が原告になった二次訴訟の語り。多くの被害者が裁判で、支援集会で、新潟水俣病を語ってきた。語りだすとき、人は不条理な被害に向き合い、沈黙する自己を超克していく。目をそむけていた被害と葛藤し、被害に向き合い、被害を受けた自己に対する社会的な承認を得るためのプロセスとして語りがある。だが、その場合の語りは「訴える」ものであり、「伝える」ものではなかった。語り手は「証言者」であっても、まだ「語り部」ではなかった。

水俣病の被害の有無が争われていた二次訴訟は、一九九五年に解決協定を結んで和解した。未認定患者の被害は、社会的に認められた。ただし、解決協定には原告ら被害者が水俣病であるとは書かれていない。「認定申請が棄却される人々であるが、水俣病の診断が蓋然性の程度の判断であり、公健法の認定申請の棄却は、メチル水銀の影響が全くないと判断したことを意味するものではないことなどに鑑みれば、救済を求めるに至ることには無理からぬ理由がある」人と書いてある。補償協定で補償された認定患者とは異なり、被害に対する補償金ではなく「一時金」を得ただけである。

それでも、被害があると認められたことに変わりはない。解決協定を受けて、新潟県は「水保病の教訓を生かす事業」として「ふれあい館」を建設した。「ふれあい館」と、「ふれあい館」の語り部制度は、被害の社会的承認をかたちづくる。二度と悲惨な公害を繰り返さないために語り、未来に伝える役割を、未認定患者に託したのである。

◉——語り部たちの「未来への責任」

「ふれあい館」が開館した二〇〇一年度の語り部は、小武節子さん（1章）のほかに、二次訴訟を闘った被害者の会の四名がいた（＊巻末資料「語り部口演回数」参照）。これら四名の方々はみな、ご逝去されている。

砂利船に乗っていた樋口幸二さん。阿賀野川中流の旧水原町、新潟水俣病の家族集積性・地域集積性を図示される集落に住んでいた。生前、「時々頼まれて、いろんな所へ行って自分の体験を話すことがあるけど、誰だって人前に自分の恥さらして『水俣病であります』とか『わたしの症状はこうだ』って、言いたくもねえですよ。だけども黙ってれば、またいつの時代にどういう問題が起きるかわからねえわけでしょ。それを思うと自分はもうなってしまったんだ。と、あきらめて、自分の体験を後世に伝えようと思ってさ」と語っていた［新潟水俣病聞き書き集制作委員会編 2003: 205］。

とびの仕事ができなくなって警備会社に職を求めた山田春雄さん。「段々みんな年をとってくるし、『語り部』も減っていくばっかりだども、頑張らんばね」〔新潟水俣病聞き書き集制作委員会編 2003: 121〕。

稲垣シズヱさん（7章）に水俣病の検診を勧めた権瓶晴雄さんは、中国・天津の「日本・中国水俣病経験の普及啓発セミナー」で、「私たちは、二度とこのような悲惨な公害を子や孫に味わせたくないとして、念願の資料館を建てました。私も資料館の語り部の一人として頑張っており、今後も子や孫たちに語り続けていく決意です」と述べた〔新潟水俣病四〇周年記念誌出版委員会編 2005: 372〕。

左官だった市川徳太郎さんは、「先輩がたが大勢いて、年のいった人から順々に役員をしてきたけれども、だんだんと減ってしまいました。年のいった人は順々に先に失礼をして亡くなりましたので、去年は私が『役員の番だ』と言われました。それで（中略）小学校で話すという経験を覚えたようなことでございます」と語った〔関編 2001: 36〕。

四名の語り部たちは、第二次訴訟の仲間たちの遺志を引き継ぎ、未来への遺言を順繰りに語り、亡くなっていったのである。

◉——被害者の会から阿賀野患者会へ

二〇一六年現在、「新潟水俣病被害者の会」（被害者の会）のメンバーで語り部をしているのは小武さんのみである。それ以外の語り部は、「新潟水俣病阿賀野患者会」(阿賀野患者会)に属している。

阿賀野患者会は、二〇〇九年に提訴し、二〇一一年に和解が成立した「ノーモア・ミナマタ新潟全被害者救済訴訟」(ノーモア・ミナマタ訴訟)の原告らの会である。二次訴訟の和解後、国の水俣病総合対策医療事業で、二次訴訟の原告二三四人の四・五倍にあたる一〇五九人(二〇一〇年四月末現在)が救済されることになるのだが、この事業の申請には期限があった。申請締め切り後に被害者らの反対で事業が再開されたものの、再度の締め切りにも間に合わなかった患者がいた。沼垂《ぬったり》診療所など支援団体の住民検診で掘り起こされた患者たちである。そうした彼/彼女らが阿賀野患者会を組織し、被害の救済を求めたのが、ノーモア・ミナマタ訴訟だった。

昭和電工と国による謝罪と解決、水俣病患者としての救済、水俣病の被害の補償という「三つの柱」を掲げた裁判は、早期に和解をみる。「ノーモア・ミナマタ新潟訴訟和解成立にあたっての声明」は、これを「画期的な和解」とした。すなわち、「今回の和解において、国と昭和電工は、水俣病の加害責任を認めて和解成立後すみやかに原告被害者に責任とおわびをすることを表明するとともに、基本的合意によって設置された第三者委員会の判定を受けた原告一七一名全員に対して一時金、療養手当、療養費、団体加算金を支払うことを約束した。これらの額は、原告側の要求からすれば不充分なものであるとはいえ、総体としてみれば最高裁関西訴訟の判決の内容にも匹敵し、早期救済の立場から容認できるものである」[新潟水俣病阿賀野患者会ほか編 2012a: 386]。

二次訴訟を闘った語り部たちが逝去して、数が減っていくなか、二〇一一年以降、新たな語り部が生まれた背景には、ノーモア・ミナマタ訴訟の運動があった。阿賀野患者会の患者が受けた被害の承認があった。被害が社会的に承認されるなかで、新しい語り部が活動を始めたのである。

◉――二重の差別・偏見

「金の問題ではない」――。この言葉は、二次訴訟が争われていたときに、原告らがしばしば口にしていたことである。水俣病でないなら何の病気なのか、なぜ被害が被害として認められないのか。水俣病の被害を訴えても認定されず、補償金目当ての「ニセ患者」という差別・偏見にさらされている状況をどうにかしたい。

原告らが求めていたのは、被害者としての社会的承認であった。何の非もないのに水俣病で健康をおかされた。「親の情けが毒になる」とは近四喜男さんの言葉である（2章）。子を思う親心で食べさせた川魚、土産に持たせた川魚が汚染されていた。情け厚い親はそうとは知らぬまま、劇症型の水俣病で亡くなった。遺された子どもたちは、申請時期の早い／遅いで、認定と未認定に分かれてしまった。認定申請が遅れたのは、水俣病に対する差別・偏見があったためだった。

子どもの就職や結婚に支障がある。商売や仕事に差し支える。これらが、水俣病への差別で認定申請を遅らせた原因である。「みんな隠れてました。水俣病はいいイメージじゃなかったものですから」とは、小武節子さんの言葉である（1章）。

水俣病に対する差別・偏見に抗って、隠れていた被害者が声をあげたときには、さらに「ニセ患者」差別が生まれていた。「金が欲しくて水俣病のふりをしているんだ」、「お金を使って税金泥棒」、「もう水俣御殿が建つぞ」（1章）。未認定患者による二次訴訟は、こうした辛辣な差別・偏見にも抗わなくてはならなかった。

二次訴訟が和解し、解決協定が結ばれると、原告以外の被害者も救済され、一時金や医療費、療養手当等の支給を受けることになった。和解後に新潟水俣病に向き合うようになった近四喜男さんは、国と昭和電工は原告を一三年も裁判に縛り、「体の苦しみに耐えながら年をとっていく原告が、命を削って闘い疲れ果てるのを待って、和解にしたように」思ったという（2章）。

裁判を闘ってきた原告は、「ニセ患者」の汚名をはらしただけでなく、「おめぇさんらのおかげで助かった」と周囲から感謝され、水俣病と言い出せなかった被害者の救済にも寄与できたという達成感があった。他方で、「県が勝手に（被害者であると）認定したんで、おめぇさんたちと関係ない」と言う人もいた。新潟水俣病で傷ついた地域の社会関係は、なおもジクジク膿んで、一朝一夕に癒されるものではなかった。

◉――修復的ポリティクスとしての「対話」

水俣病被害者が受けてきた差別・偏見は、被害への沈黙を生んできた。水俣病は家族の中でも語りがたいことだった。そのため、長年にわたり、自分自身の体の不調が水俣病だと気づかずにいた人も多くいた。小町ゆみ子さんは、自主検診運動で医師から「お母様は水俣病患者でした。同じ阿賀野川の魚を食べていて、みなさんそれぞれ水俣病にかかっているのではないでしょうか。症状が出ているのではないでしょうか」という内容の手紙が届き、母親が水俣病だったことをはじめて知った（5章）。テレビのニュースで知り、検診を受けた山田サチ子さんは、「あなたのお母さんもお父さんも認定されてますよ。弟さんは私の患者さんでしたよ」と聞き、「両親はなんで水俣病のことを話さなかったのか。情けないやらで、すごく落ち込みました」と語っている（4章）。

二次訴訟の和解後に水俣病の被害を声にした被害者でさえ、被害者であると知れることを警戒してきた。三次訴訟の原告は、現在も匿名で裁判を続けている。ノーモア・ミナマタ訴訟の原告団長で、いまは語り部をしている山﨑正昭さん（3章）も、二〇〇七年に阿賀野患者会会長になった当初は、顔や名前がマスコミに出るのをためらった。実際、「『金が欲しくてやってるだろう。そんなに金が欲しいか』と面と向かって言われた」こともあった。だからこそ、「人のために頑張ってるんだよね」と言われ、活動に理解を得られるようになったことが、何よりもうれしかったという。

無責任に語られる水俣談義のほとんどは差別・偏見だったという立川小三郎さん（6章）も、「もうこれはダメだ。手を挙げるわけにいかん、名乗り出るわけにいかん」と、長い間、自身の水俣病被害に沈黙してきた。だが、沈黙に抗い、裁判原告になると決意してからは、「名前を出してやらないと、かえって中傷される」と、積極的に語るようになった。立川さんは、「行政がいまのように進めていれば（地域再生・融和のために水俣病問題に取り組んでいれば）、差別・偏見はあまり進まなかったのではないか。当時は臭いものには蓋をするような感じだった。だから、見えないものに対して好き勝手言われて、それが差別・偏見につながったのではないか」とも語っている。

沈黙、のちに抗い。被害をめぐって自己と対話し、他者へと対話を拡げることで、自己の被害が承認されていく。そこから水俣病をめぐって分断された関係性が修復されていく。山﨑さんは、新潟水俣病をめぐる個々の差別・偏見も、自身が語ること、動くことで、変化するという手ごたえを感じている。そして立川さんの語りは、沈黙が被害を凍結させるタイムカプセルとしてではなく、差別・偏見を助長する被害拡幅装置のように作用してきたことを教えてくれる。

語りには、被害修復のための力が重層的に働いている。自分自身の被害を超克する力、他者と対話することで自身を越えた被害を修復していく力がある。さらに、語り続け対話を求め続けることが回路を開く力になっているという点にも注目したい。

◉――新潟水俣病公式確認五〇年の「対話」

新潟水俣病公式確認五〇年事業実行委員会、また実務担当者会議での議論で、象徴的な場があった。ここで、加害企業である昭和電工がはじめて新潟水俣病に関して患者団体、流域市町などとともに、新潟水俣病五〇年の事業の担い手としてテーブルについた。裁判の判決や協定締結、和解などを経ても、昭和電工は「昭和電工」だった。実行委員会や実務者会議でも同様に、一貫して「昭和電工」だったのが、あるとき、「昭和電工さん」と「さん」がついた。それは、被害／加害という関係を前提にしつつも、対立を越えて、関係性修復の「対話」が成立した瞬間だったように思える。

二〇一五年五月、新潟水俣病公式確認五〇年式典が開催された。席上、新潟水俣病被害者を代表し、小武節子さんは、「私はいま、語り部として、水俣病の体験談を話しています。目を見開いて話を聞いてくれる子どもたちに、希望を感じます」と語り、「水俣病の体験者として、公害の恐ろしさを知り、いのちの大切さと新潟の恵まれた自然環境を大事にまもることが、本当の発展、幸せにつながると信じます」と結んだ。

望月義夫環境大臣は、「新潟水俣病は、熊本県における水俣病の公式確認から九年が経過して起きた第二の水俣病であり、この発生を防ぐことができなかったという歴史的事実は、環境大臣として重く受け止めております」と述べた。

昭和電工の高橋恭平取締役会長は、「新潟水俣病の教訓を深く心に刻み、決して忘れることなく、地域及び社会の発展に貢献できるよう、全社をあげ、更なる努力を続けてまいります」と誓った。

式典の最後に、泉田裕彦新潟県知事は、「ふるさとの環境づくり宣言二〇一五〜新潟水俣病公式確認五〇年に当たって〜」を宣言した。「尊い命の犠牲や、健康が損なわれた被害者の方々が声を上げることによって、今日の環境が享受できている」という観点から、新潟県の新潟水俣病の被害者を社会全体として支え、新潟水俣病の教訓を考え、誰もが安心して暮らす社会の実現に向けて歩み続けていく姿勢と決意が示された。

公式確認から五〇年を過ぎても、いまだに裁判が争われている。新潟水俣病がもたらした差別や偏見などはまだまだ根深い。元に戻せない不可逆的な被害は、生命や健康だけでなく、地域にまで及んできた。「ふるさとの環境づくり宣言二〇一五～新潟水俣病公式確認五〇年に当たって～」は、原状回復できない被害を踏まえたうえで、未来によりよい地域社会の実現を希求している。被害の訴えが良好な環境をつくってきたという現状認識は、現在の動きを将来につなぐ。いま、潜在患者が被害を訴えられる社会をつくることは、将来、もっと良好な環境を享受できる社会形成に寄与することにほかならないからである。

語りの先にある対話は、被害修復のポリティクスへの可能性を秘めている。水俣病は治療方法がない病気であるとされており、身体的な被害を修復することはできない。しかし、水俣病がもたらした精神的な被害や、地域の対立など、社会的な被害は修復される可能性がある。そしていま、語り部は語りの力で、語り部を聞く者は語りを聞く力で、被害の社会的承認のポリティクスにかかわり、被害の修復的ポリティクスを共創していくプロセスにかかわっているのである。

◈ふるさとの環境づくり宣言二〇一五 ～新潟水俣病公式確認五〇年に当たって～

高度経済成長期、社会が豊かになっていく一方で、それまで平穏に暮らしていた阿賀野川流域の住民が、突如として悲惨かつ甚大な被害を受けた新潟水俣病の公式確認から、今年で五〇年が経過します。

日本の四大公害病の一つにも数えられているこの新潟水俣病は、住民の健康被害だけではなく、偏見や差別といった地域の分断をもたらしました。

また、熊本県での水俣病公式確認から九年が経過して起きた第二の水俣病であり、結果として、その発生を防げなかったことは誠に遺憾であります。

新潟県では、発生初期から住民の健康調査をはじめとした対応に加え、その後も全国唯一の水俣病対策条例である「新潟水俣病地域福祉推進条例」の制定に象徴されるように、被害に遭われた方々に対しては、社会全体で支えていかなければならないとの考えの下、保健福祉施策や、失われた地域の絆の再生と融和、教育啓発活動の推進や情報発信に、流域自治体や関係者とともに取り組んできました。

しかしながら、今なお、水俣病への理解が十分ではないことなどから、いわれのない偏見や差別をおそれ、被害の声をあげることのできない方々がいると考えられること、また、被害認定や損害賠償を求めて訴訟が起こされるなど、水俣病問題は、長い年月を要しているのにもかかわらず、いまだ解決には至っておりません。

また、尊い命の犠牲や、健康が損なわれた被害者の方々が声を上げることによって、今日の環境が享受できていることを、私たちはあらためて確認する必要があります。

新潟水俣病の公式確認から五〇年を迎えるに当たり、新潟県では特に次の点について積極的に取り組んでまいります。

一、新潟水俣病の解決へ向けて、潜在患者が名乗り出ることのできる環境整備や、被害を受けたすべての方々が等しく患者と認められ、救済を受けることのできる恒久的な制度を確立すること

二、県民一人一人が新潟水俣病の歴史を知り、教訓を考え、風化させずに次世代に伝えていくこと

三、新潟水俣病の情報を世界へ発信するとともに、このような悲惨な公害が二度と繰り返されることなく、誰もが安心して暮らすことのできる地域社会を実現すること

（平成二七年五月三一日　新潟県知事　泉田 裕彦）

文献・資料一覧

◉——文献

飯島伸子［1999］「新潟水俣病問題の歴史と概要」、飯島伸子・舩橋晴俊編［2006（1999）］三—四〇頁
飯島伸子・舩橋晴俊編［2006（1999）］『新潟水俣病問題——加害と被害の社会学（新版）』東信堂
五十嵐文夫［1971］『新潟水俣病——おそるべき昭和電工の水銀公害』合同出版
宇井純（藤林泰・宮内泰介・友澤悠季編）［2014］『宇井純セレクション1　原点としての水俣病』新泉社
沖田信悦［1997］『琥珀色の彼方——鹿瀬町とハーモニカ長屋』鷹山堂
川那部浩哉・水野信彦編［1989］『日本の淡水魚』山と溪谷社
木野茂・山中由紀［2001］『新・水俣まんだら——チッソ水俣病関西訴訟の患者たち』緑風出版
木村 - 黒田純子・黒田洋一郎・川野仁［2010］「脳神経系をかく乱する農薬による新たな環境問題——ハチ大量死が私たちに伝えること」、『ファルマシア』四六巻七号、六五四—六五八頁
小武節子［1996］「人の情けとやさしさを実感して」、新潟水俣病被害者の会・新潟水俣病共闘会議編『阿賀よ忘れるな——新潟水俣病第二次闘争の記録』新潟水俣病被害者の会・新潟水俣病共闘会議、六〇—六一頁
小武節子［2013］「被害者として伝えたいこと」、新潟県福祉保健部生活衛生課編『新潟水俣病のあらまし〈平成二四年度改訂〉』新潟県、四六—四八頁

斎藤恒［1996］『新潟水俣病』毎日新聞社
佐治靖［2015］「町に帰る、蜜蜂を飼う〝楽しみ〟――避難指示解除後の広野町におけるニホンミツバチの伝統養蜂の再開と受難」、関礼子編『〝生きる〟時間のパラダイム――被災現地から描く原発事故後の世界』日本評論社、一六四―一八五頁
衆議院調査局環境調査室［2006］『解説資料　水俣病問題の概要』
衆議院調査局環境調査室［2015］『水俣病問題の概要』
昭和電工株式会社社史編集室編［1977］『昭和電工五十年史』昭和電工株式会社
酢山省三［2012］「ノーモア・ミナマタ新潟闘争の始まり」、新潟水俣病阿賀野患者会・新潟水俣病弁護団・新潟水俣病共闘会議編［2012a］一七二―一八五頁
関礼子編［2001］『特別講義講義録　地域の〈環境形成力〉を求めて――地域づくりとネットワーク』（報告書）
関礼子［2003］『新潟水俣病をめぐる制度・表象・地域』東信堂
関礼子［2005］「暮らしの中の川――阿賀野川流域千唐仁の生活文化とその変容」、『国立歴史民俗博物館研究報告』一二三集：三五―四八頁
関礼子［2006］「新潟水俣病の教訓化をめぐる動きと残された課題」、飯島伸子・舩橋晴俊編［2006（1999）］二三五―二四五頁
関礼子ゼミナール編［2015］『歴史の証言を未来へ（関礼子ゼミナール×環境と人間のふれあい館　「環境と人間のふれあい館―新潟水俣病資料館―」の語り部集）』（報告書）
徳臣晴比古［1966］「成人の水俣病（水俣病の臨床）」、忽那将愛編集代表『水俣病――有機水銀中毒に関する研究』熊本大学医学部水俣病研究班、四八―八一頁

豊栄市史調査会民俗部会編［1999］『豊栄市史　民俗編』豊栄市
新潟県福祉保健部生活衛生課編［2016］『新潟水俣病のあらまし〈平成二七年度改訂〉』新潟県
新潟県民主団体水俣病対策会議編［1967］『怒りは川をさかのぼる――新潟水俣病のたたかい』新潟県民主団体水俣病対策会議
新潟県立環境と人間のふれあい館［2001–2015年度］「事業実施報告」
新潟水俣病阿賀野患者会・新潟水俣病弁護団・新潟水俣病共闘会議編［2012a］『阿賀は訴える――こんどこそノーモア・ミナマタを！』新潟日報事業社
新潟水俣病阿賀野患者会・新潟水俣病弁護団・新潟水俣病共闘会議編［2012b］『みばわるいすけを乗り越えて――「ノーモア・ミナマタ新潟全被害者救済訴訟」原告手記集』新潟水俣病阿賀野患者会・新潟水俣病弁護団・新潟水俣病共闘会議
新潟水俣病聞き書き集制作委員会編［2003］『いっち　うんめぇ　水らった――聞き書き・新潟水俣病』新潟水俣病聞き書き集制作委員会（越書房発売）
新潟水俣病共闘会議編［1984］『いまなぜ〝みなまた〟か――第二次新潟水俣病のたたかい』新潟水俣病共闘会議
新潟水俣病共闘会議編［1990］『新潟水俣病ガイドブック　阿賀の流れに』新潟水俣病共闘会議
新潟水俣病共闘会議編［2002］『新潟水俣病ガイドブックⅡ　阿賀の流れに』新潟水俣病共闘会議
新潟水俣病問題に係る懇談会［2008］『新潟水俣病問題に係る懇談会最終提言書――患者とともに生きる支援と福祉のために』
新潟水俣病四〇周年記念誌出版委員会編［2005］『阿賀よ伝えて――一〇三人が語る新潟水俣病』新潟水俣病四〇周年記念誌出版委員会

日経コンストラクション編集部［2000］「伝統工法を使った治水――聖牛や粗朶沈床はどの川でも使えるのか？」、『日経コンストラクション』二〇〇〇年一月二八日号、八〇―八一頁
バード、イザベラ（高梨健吉訳）［1973］『日本奥地紀行』平凡社
坂東克彦［2000］『新潟水俣病の三十年――ある弁護士の回想』日本放送出版協会
本山荻舟［1958］『飲食事典』平凡社
モリス、デイヴィド・B（渡邉勉・鈴木牧彦訳）［1998］『痛みの文化史』紀伊國屋書店
渡辺栄蔵・橋本十一郎ほか［1973］「水俣病患者の運動」、宇井純編『公開自主講座「公害原論」第二学期四　公害被害者の論理』勁草書房、二四一―三〇三頁

◉――映像

酢山省三（企画・監修・インタビュアー）、柏木正子（ナレーター）、樫野利七（撮影・編集・制作）［2011］「ノーモア・ミナマタ新潟全被害者救済訴訟　七十歳、八十歳、九十歳の原告患者の想い『みばわるいすけ』を乗り越えて（映像記録集）二〇一一年五月～七月収録」
新潟県・新潟県立人間と環境のふれあい館著作「新潟水俣病語り部映像～妻、母、一人の女性として～　語り部：小武節子さん編」
新潟県・新潟県立人間と環境のふれあい館著作「新潟水俣病語り部映像～命と健康を超える価値はない～　語り部：近四喜男さん編」
新潟県立人間と環境のふれあい館企画監修、長谷川隆監督［2012］「新潟水俣病語り部　映像の記録」（立川小三郎さん、山田サチ子さん、小町ゆみ子さん、山﨑昭正さん）

資料　# 新潟水俣病略年表

◉――新潟水俣病発生前史

一九二九年	◉昭和肥料鹿瀬工場が、鹿瀬発電所から電力の供給を受け、カーバイド、石炭窒素等の生産を開始
一九三六年	◉三月　昭和合成化学工業鹿瀬工場が、水銀等を触媒にして**アセトアルデヒド生産を開始**
一九三九年	◉六月　昭和電工設立（昭和肥料と日本電気工業が合併）
一九五六年	＊五月一日　**熊本水俣病公式発見**
一九五七年	◉五月　昭和電工が昭和合成化学工業を吸収合併し、鹿瀬工場のアセトアルデヒド生産設備を増強
一九五九年	◉一月二日　昭和電工鹿瀬工場裏の**カーバイド残渣捨て場が決壊**、阿賀野川の魚介類が大量死 ＊七月二二日　熊本大学医学部水俣病医学研究班、**水俣病の原因は有機水銀**と発表
一九六四年	◉六月一六日　新潟地震
一九六五年	◉一月一〇日　昭和電工鹿瀬工場がアセトアルデヒド生産停止、その後、製造工程図を焼却し、製造プラントを撤去

◉——新潟水俣病発生から新潟水俣病第一次訴訟と認定・補償の枠組みの形成まで

一九六五年	◉六月一二日　**新潟水俣病発生の公式発表** ◉八月二五日　新潟県民主団体水俣病対策会議（民水対）結成 ◉一〇月七日　**阿賀野川有機水銀中毒被災者の会結成**（のちに**新潟水俣病被災者の会**） ◉一二月二五日　昭和電工鹿瀬工場が鹿瀬電工になる
一九六六年	◉五月一七日　鹿瀬工場排水口の水苔から有機水銀検出の報告、新潟水俣病の原因究明に貢献 ◉六月　昭和電工が**農薬説を発表** ◉一〇月　横浜国立大学の北川徹三教授が**塩水楔説を発表**
一九六七年	◉四月七日　厚生省特別研究班の「新潟水銀中毒事件特別研究報告書」、新潟水俣病は**「第二の水俣病」**と結論 ◉六月一二日　**新潟水俣病第一次訴訟**、三世帯一三人が昭和電工に損害賠償を求めて**提訴** ＊八月三日　公害対策基本法公布・施行
一九六八年	＊九月二六日　政府が水俣病について統一見解を発表。水俣病および新潟水俣病は工場排水中のメチル水銀化合物が原因
一九六九年	＊六月一四日　熊本水俣病第一次訴訟提訴 ＊一二月一五日　公害に係る健康被害の救済に関する特別措置法（旧法、**救済法**）公布
一九七〇年	◉一月二六日　**新潟水俣病共闘会議結成**（新潟県民主団体水俣病対策会議が発展的に解消）
一九七一年	＊七月　環境庁発足

一九七一年

*八月七日　**環境庁事務次官通知**「公害に係る健康被害の救済に関する特別措置法の認定について」**（有機水銀の影響を否定できない場合は認定）**

◉九月二九日　**新潟水俣病第一次訴訟判決、原告勝訴**（被告側控訴権放棄により判決確定）

一九七二年

◉一月八日　阿賀野川中・上流域から初めての認定患者

◉三月六〜一九日　阿賀野川中流の安田町で川舟業者の要望により集団検診**（船頭検診）**

一九七三年

*三月二〇日　熊本水俣病第一次訴訟判決、原告勝訴

*五月二二日　有明町で「**第三水俣病**」発生の報道

◉六月二一日　新潟水俣病被災者の会・共闘会議が昭和電工と**補償協定を締結**

◉——認定基準の厳格化と新潟水俣病第二次訴訟

一九七三年

*一〇月五日　公害健康被害の補償等に関する法律（新法、**公健法**）公布

*一〇月六日　第四次中東戦争勃発、第一次オイルショックの契機になる

一九七四年

*六月七日　環境庁水銀汚染調査検討委員会健康調査分科会、「第三水俣病」を否定

◉九月七日　**新潟水俣病未認定患者の会結成**

一九七七年

*七月一日　**環境庁環境保健部長通知**「後天性水俣病の判断条件について」（症状の組み合わせの観点を導入）

一九七八年

◉三月二四日　阿賀野川水銀汚染等調査専門家会議が**阿賀野川の安全宣言**

*七月三日　**環境庁事務次官通知**「水俣病の認定に係る業務の促進について」（「新事務次

	官通知」、医学的な蓋然性の観点を導入）
一九八一年	＊七月一日　**環境庁環境保健部長通知**「小児水俣病の判断条件について」
一九八二年	◉五月二六日　**新潟水俣病被害者の会結成**
	◉六月二一日　**新潟水俣病第二次訴訟**、新潟水俣病被害者の会の九四名が国と昭和電工を相手取り**提訴**
一九九二年	◉三月三一日　**新潟水俣病第二次訴訟第一陣判決**（提訴後に認定の三名を除く九一名中八八名を水俣病と認める、国の責任は否定、裁判控訴）
	＊五月一日　環境庁「水俣病総合対策」実施要領発表
一九九五年	＊九月二八日　政府が熊本水俣病について、未認定患者救済の「最終解決」案を正式決定（被害者団体が受け入れ）
	◉一二月一一日　新潟水俣病被害者の会・共闘会議が昭和電工と**解決協定を締結**
	＊一二月一五日　政府が「水俣病対策について」を閣議決定、村山富市首相「水俣病問題の解決に当たっての**内閣総理大臣談話**」
一九九六年	◉二月二三日　**新潟水俣病第二次訴訟**第一陣、東京高裁で**和解**
	◉二月二七日　**新潟水俣病第二次訴訟**第二〜八陣（一四〇名）、新潟地裁で**和解**

◉——「最終解決」後の新潟水俣病問題

一九九七年	◉五月一四日　新潟水俣病被害者の会、「新潟水俣病被害者の会環境賞」創設
二〇〇一年	◉八月一日　新潟県立**環境と人間のふれあい館**開館

二〇〇三年	◉四月一日　環境と人間のふれあい館に「新潟水俣病資料館」の副名称が付く
二〇〇四年	＊一〇月一五日　熊本水俣病**関西訴訟最高裁判決**、国・熊本県の責任を認定
二〇〇五年	◉六月六日　泉田裕彦新潟県知事「**ふるさとの環境づくり宣言～新潟水俣病四〇年にあたって～**」公表
二〇〇七年	◉二月八日　泉田裕彦新潟県知事、**新潟水俣病問題に係る懇談会**設置 ◉三月七日　関西訴訟最高裁判決後初の認定審査会、新潟で二二年ぶりに二名が水俣病の認定 ◉四月二七日　**新潟水俣病第三次訴訟**、被害者一二名が国・県・昭和電工を相手取り提訴 ◉六月二三日　**新潟水俣病阿賀野患者会結成**
二〇〇八年	◉三月二一日　新潟水俣病問題に係る懇談会が最終提言書、新潟水俣病患者への「療養手当」支給など県独自策を提言 ◉一〇月一〇日　新潟県が**新潟水俣病地域福祉推進条例**を制定
二〇〇九年	◉六月一二日　**ノーモア・ミナマタ新潟全被害者救済訴訟**、新潟水俣病阿賀野患者会の二七名（うち一人は認定患者）が国・昭和電工を相手取り提訴（四番目の裁判） ＊七月一五日　水俣病被害者の救済及び水俣病問題の解決に関する特別措置法（**水俣病特措法**）公布・施行
二〇一〇年	＊四月一六日　「水俣病被害者の救済及び水俣病問題の解決に関する特別措置法の救済措置の方針」閣議決定
二〇一一年	◉三月三日　**ノーモア・ミナマタ新潟全被害者救済訴訟、和解**

二〇一二年	◉九月一日　新潟水俣病第三次訴訟原告らが新潟水俣病患者会を結成 ◉七月三一日　水俣病特措法に基づく給付申請の受付終了（新潟県二一〇八人） ＊八月三日　環境省が「水俣病問題の解決に向けた今後の対策について」発表
二〇一三年	◉三月六日　泉田裕彦新潟県知事が救済法判定の異議申し立てを認める方針を決定 ＊四月一六日　水俣病患者認定訴訟で最高裁判決が水俣病を司法認定（**溝口訴訟**）、大阪の水俣病患者認定訴訟については二審を破棄、差し戻し判決（のちに熊本県が控訴を取り下げて水俣病認定） ＊一〇月一〇日　水銀の使用・輸出入を規制する「水銀に関する水俣条約」、熊本市で採択される ＊一〇月二五日　国の公害健康被害補償不服審査会が熊本県の男性を単一症状でも認定相当と裁決 ◉一二月三日　**新潟水俣病認定訴訟**、六人が新潟市を相手取り提訴 ◉一二月一一日　**ノーモア・ミナマタ第二次新潟全被害者救済訴訟**、二三人が国と昭和電工を相手取り提訴（五番目の訴訟）
二〇一四年	＊三月七日　環境省総合環境政策局環境保健部長「公害健康被害の補償等に関する法律に基づく水俣病の認定における総合的検討について」を自治体に通知（単一症状で水俣病を認定する際の要件）
二〇一五年	◉三月二三日　**新潟水俣病第三次訴訟判決**、提訴後に認定された一名を除く一〇人中七人を水俣病と認めるが、国と県への請求は棄却、控訴

二〇一五年	◉五月三一日　**新潟水俣病公式確認五〇年**式典、泉田裕彦新潟県知事「ふるさとの環境づくり宣言二〇一五〜新潟水俣病公式確認五〇年に当たって〜」公表

出所：新潟県福祉保健部生活衛生課編［2016］、飯島・舩橋編［2006（1999）］、坂東［2000］、新潟水俣病に係る懇談会［2008］などを参照し、作成。

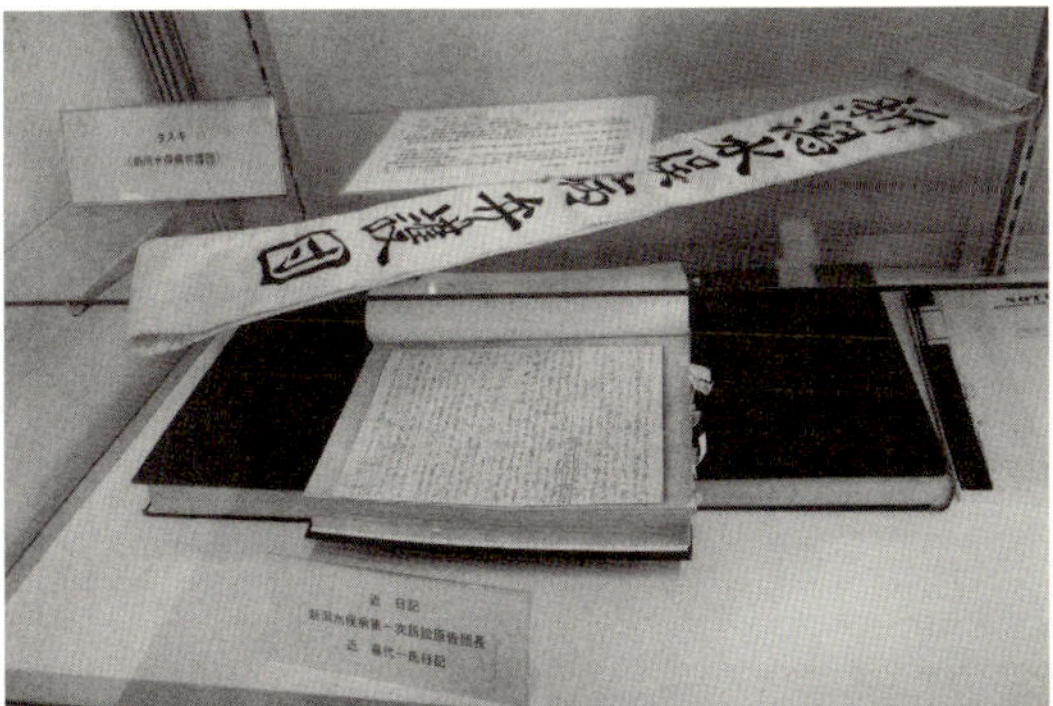

新潟県立環境と人間のふれあい館所蔵資料

資料　水俣病救済制度の推移

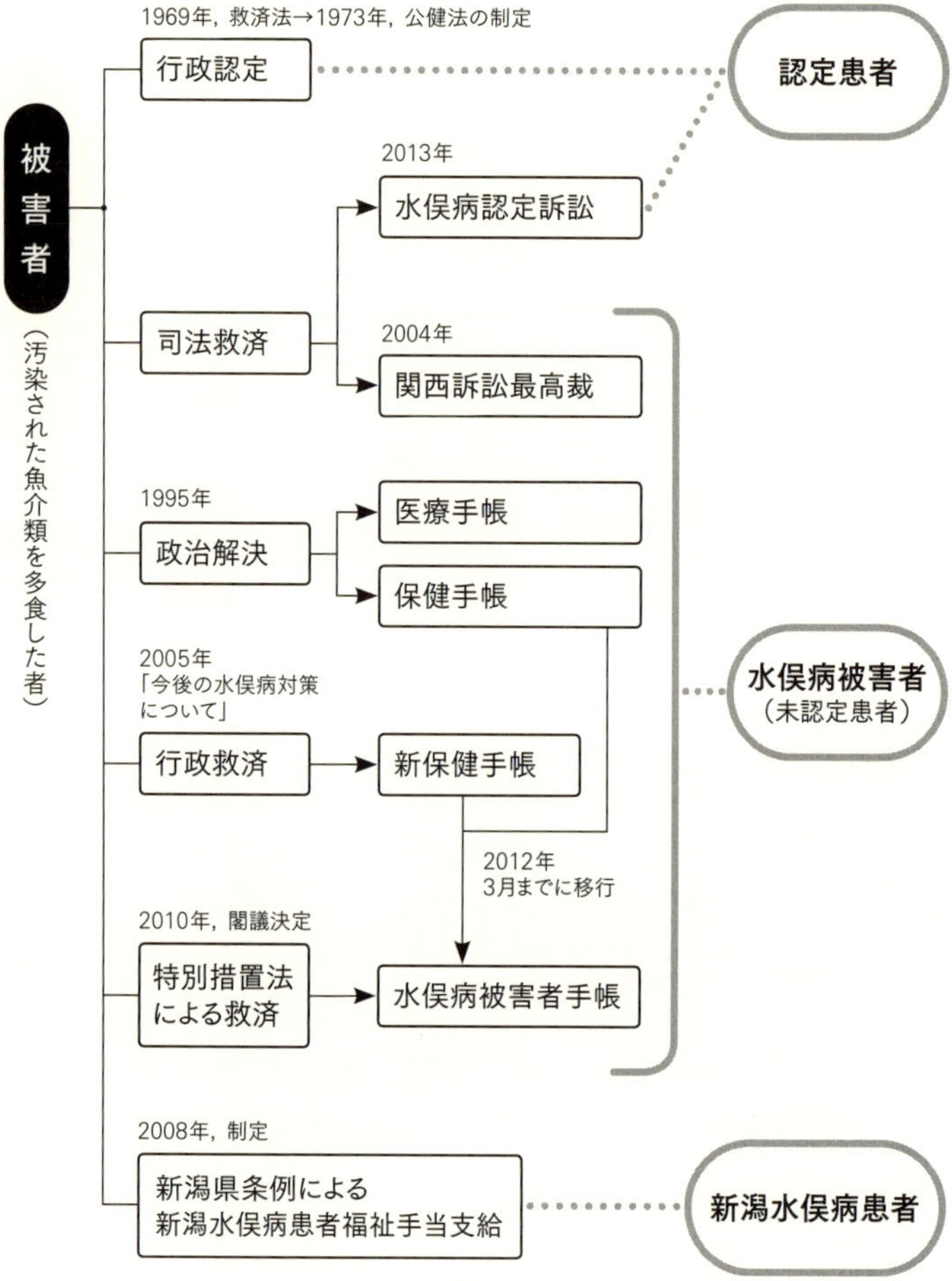

出所：衆議院調査局環境調査室［2006: 31］
および新潟県生活衛生課「水俣病救済制度の推移」（2016年）をもとに作成．

資料　語り部口演回数

氏名＼年度	2001	2002	2003	2004	2005	2006	2007	2008	2009	2010	2011	2012	2013	2014	2015
樋口幸二	4	—	1	—	—	—	—	—	/	/	/	/	/	/	/
小武節子	6	8	13	9	13	16	15	23	21	38	21	19	22	21	15
山田春雄	4	—	—	—	—	—	—	—	—	—	/	/	/	/	/
権瓶晴雄	8	10	13	7	8	7	22	16	11	5	/	/	/	/	/
市川徳太郎	4	2	/	/	/	/	/	/	/	/	/	/	/	/	/
近四喜男		6	14	10	19	20	18	25	23	41	26	20	20	5	/
小武シヅカ						3	4	15	9	2	—	—	—	—	/
山﨑昭正											—	2	4	21	21
山田サチ子											17	20	19	24	22
平井慶美											3	—	—	/	/
小町ゆみ子											20	20	20	21	18
立川小三郎												14	13	10	11
稲垣シズヱ															11
曽我浩															12
（語り部DVD）												3	2	4	2
合計（回）	26	26	41	26	40	46	59	79	64	86	87	98	100	106	112
語り部口演実施者数（人）	5	4	4	3	3	4	4	4	4	4	5	6	6	6	7

出所：新潟県立環境と人間のふれあい館［2001–2015年度］より作成．

聞き書きを終えて

二〇一五年は、新潟水俣病公式発表から五〇年という節目の年であった。そして二〇一六年、熊本では水俣病公式確認から六〇年という節目の年を迎えた。しかし、なおも全被害者の救済に向けて、被害者らの運動は続いている。

こうした節目の年に編纂された本書は、「環境と人間のふれあい館――新潟水俣病資料館」の語り部さんたちに関礼子ゼミナールの学生たちが聞き書きを行い、一冊にまとめたものである。

二〇一四年は、鈴木史子（1章）、大山圭太（2章）、北裕弥（3章）、山下裕加（4章）、藤川輝穂（5章）、清水穂高（6章）が語り部さんの聞きとり調査に参加し、聞き書き集『歴史の証言を未来へ』（関礼子ゼミナール編、二〇一五年）としてまとめた。本書は、その原稿を大幅に組み替えたものに、二〇一五年に調査に参加した鈴木敦也（7章）、戸井田岳大（8章）による聞き書きを加えて、新たに編纂された。

本書には八人の語り部さんが登場する。語りのなかで、八人の新潟水俣病をめぐる経験は、それぞれに違った側面を持ち、それぞれの視点から新潟水俣病に照準が合わせられる。語り部さんの「語り」は、経験や教訓を伝える一つの行為である。と同時に、「語り」は、語り部さんたちにとっても、自らが被った新潟水俣病を「受容」し、その意味を「再考」する一助になってきたのではないだろうか。

八人の新潟水俣病は、被害の大部分が、目に見えないかたちで表象される。私たちは日頃、目に見えるものに着目し、解釈し、理解しようとしがちである。目に見えるものは価値の判断が容易であるし、わかりやすい。では、目に見えないものは、どのように理解したらよいのだろう。現在も続く被害の経験を、語り部さんは「語り」に託す。それを安心できる未来へと繋いでいけるか否かは、「語り」を託された私たちにかかっている。

関礼子ゼミナール　学生を代表して　鈴木敦也

阿賀の流れをともに——編者あとがきにかえて

私が所属する立教大学の社会学部現代文化学科では、三年次にフィールド調査を重視したゼミナールが必修になっている。寺山修司をもじっていえば、「書も読み、まちにも出よう」というコンセプトである。首都圏の学生が多いという大学の特性上、私はあえてフィールドに首都圏外を選んできた。

二〇一四年のテーマは、現地に還元できるような調査を実施することだった。新潟水俣病発生の公式確認・公式発表五〇年を控えていたこともあり、一人の学生が一人の語り部さんと向き合って責任をもって「語り」をまとめ、自主企画として「語り部集」を作成しようと試みた。

実際に阿賀野川流域を訪れる前に、「環境と人間のふれあい館——新潟水俣病資料館」(「ふれあい館」)から提供いただいた映像資料を見て、それぞれが担当する語り部さんの「語り」を文字に起こした。資料や文献を読みこみ、何をヒアリングするのか、質問項目を明確にしたうえで、「ふれあい館」の一室をお借りして、語り部さんにヒアリングを実施した。

宿泊は、「ふれあい館」の隣にある、「蔵の宿　菱風荘」の古民家風コテージである。福島潟という自然にあふれた立地を楽しむために、コテージにテレビはない。静かに夜が更けていくなか、新潟水俣病の調査に参加した学生たちは、その日、お話を聞いた語り部さんの調査録音データを分担し、テープ起こしだけを必死にこなした。連日、作業は夜更け過ぎまで続いた。誰も語ることなく、ただ黙々と作業する光景がそこにあった。

「最終日には楽しく打ち上げを」と、「ふれあい館」のTさんが差し入れてくれた、新潟でしか手に入らない希少な銘柄の一升瓶を横目に、最後まで調査三昧だった二〇一四年の参加学生たち。新潟調査から戻って、ひと仕事終えて酌み交わした一升瓶の誇らしく、美味しかったこと。

新たに二名が語り部に加わったと聞き、補充調査に出向いた二〇一五年参加の学生たち。彼らの夜も、菱風荘のコテージで、パソコンに向かって更けていった。調査から戻った後も、しばらくは録音データの入力作業に時間を費やした。データ入力後は、それぞれが報告書の原稿執筆に追われた。

私はかつて『新潟水俣病をめぐる制度・表象・地域』（東信堂、二〇〇三年）という著書の中で、

「他人事ではなく問題を捉え、〈私〉が歴史を学ぶ主体になるためには、水俣病問題が内包してきた諸問題を自らに有機的に関連する問題として捉えなおす試みが必要となる」と書いた。現場を踏むことがすべてではないが、現場を抜きに他人の問題を内在化することは難しい。私たちは見知らぬ現場と出合うことで、自身の世界の狭さを知るからである。そして、出合うためには「お客さん」を抜け出さなくてはならない。「出会い」とは、何かを生み出すことである。教育サービスの受給者として受け身である限り、何かを創発することはできない。

学生たちは、語り部さんへの調査という対話プロセスのなかで、自分自身の「問い」や「気づき」を生み出した。たとえば、二〇一四年参加の藤川輝穂は、調査のなかで、「教訓が継承しきれていない現状を目の当たりにし」、これまで受けてきた水俣病の教育に疑問を抱いた。そして、「未来へ継承することは、私たちも担うべきこと」という解を導いた。教訓が継承されない現状を他人任せにするのではなく、「語り」を委ねられた者としての責任を自ら引き受けようとした。

生身の人間である学生が、同じ生身の人間である語り部さんと出合ったとき、「語り」は、語り部さんの過去と現在を超えていく。過去の行為や出来事を触媒にして、自分たちの日常世界のなかに、「語り」が侵入してくる。物知り顔で色眼鏡をかけて物事を捉えていないか。見えないものを見る感性を失っていないか。「語り」の背後には、別の出来事の「語り」の背後にあるのと同様の構造的問題が潜んでいないか。そうした「問い」から再帰的に社会について考えることが社会学の学びである。

存在が存在と出会うことで、本書は生まれた。ここには、ひとりの人生に向き合い、物語を編むという行為を通して、「語り」の「接ぎ手」になろうとした学生たちの時間が凝縮されている。

*

調査にあたっては、語り部さんはもちろんのこと、新潟県立環境と人間のふれあい館——新潟水俣病資料館の全面的なご協力をいただいた。お話を聞かせていただいただけでなく、連絡調整にご尽力いただいた井上初男さん、コラムを寄せていただいた塚田眞弘館長、そして高野榮芳さん、星千晶さんに心より感謝申し上げたい。

また、調査では、新潟水俣病の第一次訴訟・第二次訴訟を牽引した坂東克彦弁護士、新潟水俣病共闘会議事務局長の高野秀男さん、新潟水俣病阿賀野患者会事務局長の酢山省三さん、沼垂診療所の関川智子医師、阿賀野川のほとりでともに生活する者として患者さんに寄り添ってきた旗野秀人さんをはじめ、多くの方々にご協力いただいた。

編集に携わってくれた新泉社の安喜健人さん。安喜さんは明日、阿賀野川の現地に足を運んでくださることになっている。原稿の整理作業を担ってくれたゼミ生の鈴木敦也も同行する。本書を手にしてくれた方が、新潟水俣病の新たな「接ぎ手」になる明日を願いながら、阿賀野川の悠久の流れをともに見る。

二〇一六年八月二日

関　礼子

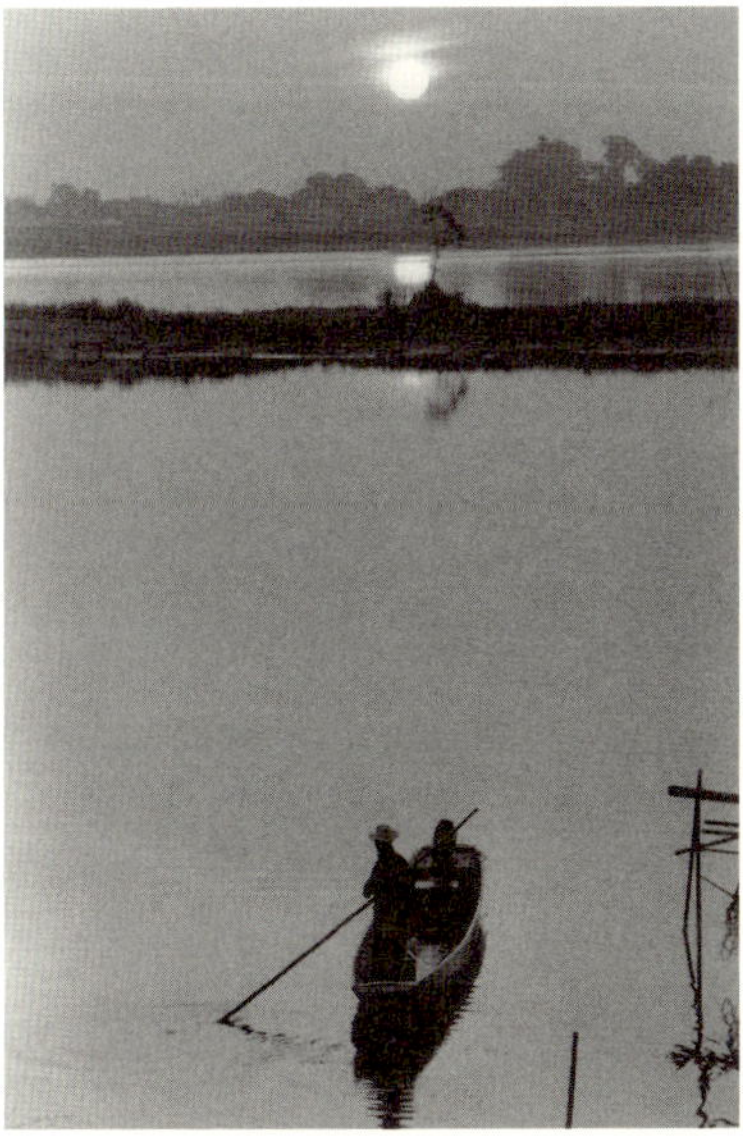

編者紹介

関　礼子（せき・れいこ）

1966年，北海道生まれ．

立教大学社会学部教授．専門は環境社会学，地域環境論．

阿賀野川の新潟水俣病問題をフィールドワークした著作に，『新潟水俣病をめぐる制度・表象・地域』（東信堂，2003年），『新潟水俣病問題――加害と被害の社会学』（共著，東信堂，1999年，新版2006年），『水俣学講義5』（共著，日本評論社，2012年）など．

福島県檜枝岐村の民俗誌編纂にかかわり，村人の暮らしとサンショウウオ漁に魅せられる（共著『なぜ環境保全はうまくいかないのか』新泉社，2013年）．

福島原発事故の避難問題を調査した著作に，『"生きる"時間のパラダイム――被災現地から描く原発事故後の世界』（編著，日本評論社，2015年），『鳥栖のつむぎ――もうひとつの震災ユートピア』（共編著，新泉社，2014年）など．

ほかの著作に，『環境の社会学』（共著，有斐閣，2009年），『沖縄列島――シマの自然と伝統のゆくえ』（共著，東京大学出版会，2004年）など．


阿賀の記憶，阿賀からの語り――語り部たちの新潟水俣病

2016年12月20日　初版第1刷発行

編　　者＝関礼子ゼミナール
編者代表＝関　礼子
発 行 所＝株式会社 新 泉 社
東京都文京区本郷2－5－12
振替・00170-4-160936番　TEL 03(3815)1662　FAX 03(3815)1422
印刷・製本　萩原印刷

ISBN 978-4-7877-1610-1　C0036